急性期漢方マニュアル

中永士師明 著
秋田大学大学院 救急・集中治療医学講座教授

源草社

まえがき

　古来、感染症などの急性期疾患は速やかに対処しないと重篤化する危険性があった。特に、マラリア、チフス、インフルエンザなどの熱性感染症は可及的速やかに対応しないと現代以上に危機的状況に陥ったであろうことは想像に難くない。漢方の原典である『傷寒論』『金匱要略』を紐解くと、感染症、中毒など救急疾患の対応についての記載が多く、まさに当時の「救急マニュアル」であったといえる。それを換骨奪胎して現代にも通じるものにアレンジできないか、と症例を重ねていったものが本書を記すきっかけである。

　急性症状や急性期疾患の対処は救急医だけができればよいというものではなく、様々な医療現場で必要となる共有すべき事案である。その際に西洋医学だけではなく、漢方医学的アプローチを知っておくと、さらなる診療の質の向上に寄与できる可能性がある。

　読者の皆さんはこんな経験をしたことがおありではないであろうか。
　救急医療では詳細な診断確定より、まずはバイタルサインの安定化を優先させる。一方、バイタルサインに大きな問題がないと、確定診断に拘泥するあまり、様々な検査を行い、症状改善の対応が後回しになることもある。救急医療に限ったことではなく、患者から「これまで

色々検査をやってきたが症状が全然よくならない。診断はどうでもいいから、今のこの症状を取ってほしい」と懇願されると、対応の難しい患者だと感じても、確定診断のつかないまま、果たして治療を進めていいのか判断に迷う。結局は対処療法を施して、かかりつけ医や他科への受診、主に精神疾患を想定して精神科を受診するようすすめて帰宅させてしまうのである。

　ここで一歩踏み込んで、漢方の視点で患者を診てみると、劇的に診断治療に結びつくことがある。

　難治性疼痛のため、抑うつ状態の患者が疼痛の持続を訴えて夜間救急外来を受診する。すでに種々の鎮痛薬は処方されている。さてどうするか、といった際に、患者の冷え症や水毒、瘀血の存在に気づくと、漢方医学的アプローチを駆使することができて、症状緩和の一助となる。

　また、過換気症候群で頻回に救急受診する患者に救急外来で漢方治療を施し、症状が治まると、「今までは注射で症状が改善すると帰宅させられ、また、症状が出てくるという繰り返しでした。先生は心療内科ですか。先生の外来にかかりたいのですが」や「先生は瀬戸内寂聴さんだね」などと声をかけられると（褒め言葉なのか?!）これまでの苦労も吹き飛んで

しまうし、また漢方を使ってみようという気にもなってくる。多発肋骨骨折の鎮痛には麻薬やNSAIDs のほうが鎮痛効果は速い。しかし、安静により便秘となり、トイレで力んでまた胸部痛が悪化することがある。このようなときに大黄が含有されている治打撲一方は患者のQOLの視点からは評価が高い。

　著者自身がこれまで長きにわたって救急医療に携わってきた中で、西洋医学だけで解決できなかった症状に対し、漢方治療単独もしくは併用で解決できた症例は枚挙に暇がない。ただ、漢方は自分で使ってみて確信を得ないことには外に出せないと思い、これまでひたすら症例を積み重ねてきた。そのようにして、漢方治療を行った自験例も 5,000 例を超え、ある程度の再現性も得られると確信に至ってきた。このように一般の臨床で急性期症状に応用できて、著者自身が日々のマニュアルとして使用しているものを多くの人にも伝えたいと思い、本書を世に出すことにした。

　昨今、地震、火山噴火、台風、豪雨、洪水などがたたみ掛けるように日本列島に襲来し、災害医療がクローズアップされるようになってきた。その際には限られた医療資源で治療を行わざるを得ないことが多い。著者自身も 2011 年の東日本大震災の被災地支援において、

西洋薬が限定していたため、漢方薬（こちらも限定されてはいたが）を用いた経験がある。このように災害医療においても漢方治療は有用であり、漢方を使えれば、治療の選択肢がぐんと増えるであろう。

　本書は種々の急性期の症状に対応する漢方治療を示し、臨床現場ですぐに選択できるようにするとともに、時間があるときにその根拠も理解していただけるよう2段構えにした。したがって、本書は漢方に興味をもっている、実際に漢方治療を実践している、もしくはこれから漢方を使ってみようと思われる臨床医を対象とし、日常診療にも遍く応用可能であると考え、そこを本書の狙いとした。

　これまでの治療に満足せずに現状を打破したいと考えて本書を手に取られた読者の一助になれば幸いである。

2019年2月　中永 士師明

目 次

まえがき 3

総論 11

第1章　急性期漢方治療の考え方 12
第2章　急性期漢方治療のコツ 15
第3章　急性期の漢方活用法 21

各論 27

第1章　急性期の漢方臨床〈救急外来編〉 28

1. 呼吸器疾患 28
   急性上気道炎・インフルエンザ 28
   気管支喘息 32
   気管支炎・肺炎 33
   吃逆 33
2. 循環器疾患 35
   高血圧症 35
   動悸 36
3. 消化器疾患 37
   口内炎 37
   急性胃炎・食道炎 38
   急性腸炎（下痢） 40
   腹痛 41
   便秘 42
   急性虫垂炎・急性盲腸炎 44
   胆石症 45
4. 代謝・内分泌疾患 46
   痛風発作 46
   偽痛風 46
   脚気心 47
   甲状腺機能亢進症 47
5. 神経・精神疾患 49
   頭痛 49
   パニック発作（過換気症候群） 51
6. 運動器疾患 52
   頸肩腕症候群・
   肩関節炎・肩関節周囲炎 52
   腰痛症 53
   膝関節炎 55
   有痛性筋痙攣 55

化膿性関節炎　57
　　　脱臼整復時　57
7. 外科疾患、外傷　58
　　　外傷（皮下出血、血腫、腫脹）　58
　　　創部感染症　59
　　　内痔核　60
　　　肛門周囲膿瘍　60
8. 皮膚疾患　62
　　　蕁麻疹　62
　　　蜂窩織炎　63
　　　帯状疱疹　63
　　　特発性浮腫　64
　　　ケロイド・肥厚性瘢痕　65
9. 環境障害　67
　　　宿酔　67
　　　虫刺症　68
　　　毒蛇咬症　69
　　　熱傷・化学損傷　69
　　　熱中症　70
　　　低体温症　71
　　　凍傷　71

10. 耳鼻咽喉科疾患　72
　　　めまい症　72
　　　急性中耳炎　73
　　　急性扁桃炎・流行性耳下腺炎　73
　　　鼻出血　74
　　　鼻炎・副鼻腔炎　74
11. 泌尿器疾患　76
　　　尿路結石症　76
　　　尿路感染症　76
　　　陰嚢水腫　77
12. 産婦人科疾患　78
　　　妊婦の急性上気道炎・インフルエンザ　78
　　　悪阻　79
　　　妊娠高血圧症候群　79
　　　乳腺炎　80
　　　月経困難症　80
13. 眼科疾患　81
　　　結膜炎　81
　　　結膜下出血　81
　　　結膜浮腫　82
　　　急性緑内障発作　82

第2章　急性期の漢方臨床〈集中治療（ICU）編〉　83

脳浮腫　83
ICU-AD (acquired delirium)：せん妄　83
不眠　84
胃内容停滞　86
イレウス　86
肝機能障害　87

急性膵炎　89
創傷治癒遅延　89
敗血症　90
難治性感染症　91
破傷風　92
コンパートメント症候群　93

第3章　災害医療に応用できる漢方　94

附 97

1. 注意すべき副作用 98
    - 甘草（偽アルドステロン症） 98
    - 麻黄 100
    - 附子 101
    - 黄芩（間質性肺炎、肝機能障害） 101
    - 山梔子（腸間膜静脈硬化症） 102
    - 大黄（下痢、流産） 102

2. 漢方薬に含有される生薬 103
    - I. 解表薬 103
        - ●麻黄附子細辛湯 ●麻黄湯 ●麻杏甘石湯 ●五虎湯 ●桂枝湯 ●葛根湯 ●小青竜湯 ●川芎茶調散 ●葛根湯加川芎辛夷 ●葛根加朮附湯
    - II. 和解薬 104
        - ●芍薬甘草湯 ●四逆散 ●黄芩湯 ●半夏瀉心湯 ●小柴胡湯 ●柴胡桂枝乾姜湯 ●小柴胡湯加桔梗石膏 ●柴胡桂枝湯 ●柴朴湯 ●加味逍遙散 ●柴苓湯
    - III. 表裏双解薬 106
        - ●大柴胡湯 ●防風通聖散
    - IV. 瀉下薬 106
        - ●大黄甘草湯 ●大承気湯 ●大黄牡丹皮湯 ●麻子仁丸
    - V. 清熱薬 107
        - ●桔梗湯 ●三黄瀉心湯 ●茵蔯蒿湯 ●梔子柏皮湯 ●黄連解毒湯 ●白虎加人参湯 ●立効散 ●猪苓湯 ●乙字湯 ●茵蔯五苓散 ●排膿散及湯 ●猪苓湯合四物湯 ●竜胆瀉肝湯 ●清心蓮子飲 ●十味敗毒湯 ●消風散 ●柴胡清肝湯 ●清肺湯
    - VI. 温裏補陽薬 109
        - ●呉茱萸湯 ●大建中湯 ●人参湯 ●真武湯 ●桂枝加芍薬湯 ●小建中湯 ●安中散 ●八味地黄丸 ●当帰四逆加呉茱萸生姜湯 ●牛車腎気丸
    - VII. 補気薬 110
        - ●六君子湯 ●補中益気湯
    - VIII. 補血薬 110
        - ●四物湯 ●芎帰膠艾湯 ●七物降下湯
    - IX. 気血双補薬 111

●十全大補湯　●人参養栄湯　●加味帰脾湯
　Ⅹ．滋陰薬　111
　　●麦門冬湯　●炙甘草湯　●清暑益気湯　●滋陰至宝湯
　Ⅺ．理気薬　112
　　●半夏厚朴湯　●香蘇散　●二陳湯　●抑肝散　●抑肝散加陳皮半夏　●釣藤散
　　●胃苓湯　●九味檳榔湯　●女神散
　Ⅻ．安神薬　113
　　●甘麦大棗湯　●酸棗仁湯　●桂枝加竜骨牡蛎湯　●柴胡加竜骨牡蛎湯
　ⅩⅢ．利水薬　114
　　●小半夏加茯苓湯　●苓桂朮甘湯　●苓姜朮甘湯　●麻杏薏甘湯　●五苓散
　　●当帰芍薬散　●越婢加朮湯　●防已黄耆湯　●茯苓飲　●桂枝加朮附湯
　　●苓甘姜味辛夏仁湯　●茯苓飲合半夏厚朴湯　●疎経活血湯
　ⅩⅣ．駆瘀血薬　115
　　●腸癰湯　●桂枝茯苓丸　●桃核承気湯　●治打撲一方　●通導散

　117

　図1～44　118～145

漢方用語解説　146
索引　155
　和文　156
　英文　164
　漢方処方　165
　生薬　167
参考文献　169

　　　　　本文中の＊印の付いた漢方用語は、p.146～の「漢方用語解説」に記載されています。

総論

急性期漢方

総論

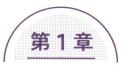

急性期漢方治療の考え方

救急外来に漢方の出番は多い

　救急外来には病気から外傷まで多種多様な疾病が集まってくる。高齢化が進むにつれて受診する患者も様々な既存症を抱えるようになっており、主訴が1つであっても多臓器、多疾患に対応しなければいけないことも多い。ポリファーマシー（多剤併用）の観点からも、できるだけ少ない処方で複数の症状に対応することが重要である。

　西洋薬は1つの有効成分で対応するため、作用機序がわかりやすく、1つの症状に1：1で対応する。一方、漢方薬は多成分の生薬の組み合わせであるため、2種類の生薬を組み合わせた場合に作用は2つだけにはならず、さらに新しい作用も出てくることがある。つまり、**漢方薬は1剤でも複数の作用があり、複数の症状に対応できる**ため、急性期疾患においても出番は多い（図1 p.118）。

生体の防衛反応という発想

　病因物質（漢方医学では病邪という）に対して生体は何一つ無駄な反応はしない。西洋医学では発熱、嘔吐、下痢、疼痛などの症状を障害因子と捉えて、それらの症状を緩和するような対処法が行われる。一方、漢方医学ではそれらの症状は何らかの原因の結果、生体の防衛反応として表出しているので、敢えて抑制するような対処法は行われない（図2 p.118）。

体温は高すぎると蛋白変性から不可逆的な障害をきたす危険性がある。しかし、体温を上昇させることによって外来微生物を殺菌し、酵素活性を高めて生体防御に働いている。中毒が原因の嘔吐に対して制吐薬を投与すれば、嘔吐は治まるが代謝毒物は血中に長く留まる危険性がある。嘔吐が毒物を体外に出すための防衛反応と考えると対処法も変わってくる。同様に下痢では腹痛や肛門痛が辛く、脱水や電解質異常を補正する必要もある。一方、漢方医学では体内の余分な毒素を体外に排出する防衛反応と考える。外傷や感染に伴う炎症反応も、炎症性サイトカインなどのケミカルメディエーターが産生されると、患部は発赤、熱感、腫脹、疼痛を伴い、その対応として西洋医学では消炎鎮痛薬が投与される（図3 p.119）。

補完しあう西洋医学と漢方医学

　漢方治療においても局所の炎症を抑える生薬は存在し、当面の症状緩和を行う（これを標治*ひょうち*という）（図4 p.120，図5 p.120）。高度な腫脹や疼痛は軽減すべきであるが、ケミカルメディエーターが産生されるのは侵襲に対する生体の防衛反応ともいえる。そして、熱感は血管拡張により血行をよくして治癒に向かっている過程だとも考えられる（図3 p.119）。そのように考えると、疼痛に対する治療方法も様々な選択肢が出てくる（これを標治に対し本治*ほんち*という）。漢方においては慢性期、特に冷えに対する治療も考えられている（図6 p.121）。さらに六病位*ろくびょうい*（p.22参照）という概念も応用している（図7 p.121）。

　ただ、心筋梗塞や出血性ショックなどの動脈・大血管系疾患は西洋医学的手法を優先すべきである。一方、**微小循環障害（瘀血*おけつ*）やリンパ系疾患（水毒*すいどく*）は漢方医学の得意分野**である。

　実際、血管系の99％は毛細血管であり、微小循環の担う生体への役割は従来考えられてきた以上に大きい。また、間質（結合組織）は

体重の 20％ もの体液で満たされており、体液の移動通路（リンパ系）としても機能している。

　西洋医学と漢方医学はお互い優劣をつけるものではなく、病状を多面的に解析することで新たな対処法に繋がると考えればよいであろう。つまり、西洋医学と漢方医学は相反するものではなく、補完するものであり、互いの長所を最大限に活用し、患者に一番相応しい治療を提供することが肝要である。両者を程よく組み合わせるハイブリッド型医療を展開することで、病態を速やかに改善させることができる。

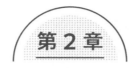

第2章
急性期漢方治療のコツ

総論

漢方薬の投与方法

急性期や重症患者に対して漢方治療を行うにあたって効果的な投与方法を下記に挙げる。

1) 生薬含有数により使い分ける

1つの生薬でも複数の作用があり、複数の生薬から構成される漢方薬は1剤でも複数の症状に対応できる（多成分系薬物）。その反面、含有生薬が多いと1製剤中の生薬の分量が少なくなり、効果が緩徐になる。したがって、**急性期には速効性を期待して、含有数が少ない漢方薬を用いる**。標準は葛根湯、安中散、小柴胡湯、半夏瀉心湯、抑肝散、治打撲一方などの含有数7種類あたりであるが、**表1**（p.16）にあるような5種類未満のものだと効果発現が非常に速い（**附2** p.103参照）。

2) 微温湯に溶かす

救急外来でも漢方薬は微温湯（ぬるまゆ）に溶かして服用させる。特に冷え症では温めて服用させることで効果が高まる。「入れ歯に挟まる」「咽喉に引っかかる」というような訴えも、十分に溶解して服用させることで解決する。

実際には1包を湯20mLに溶解させる。早急に溶解させたい場合は電子レンジで溶解する。水、湯、電子レンジで漢方薬を溶解させた場

表1　含有数からみた速効性が期待できる漢方薬

漢方薬	生薬数	適応症	臨床応用
芍薬甘草湯	2	有痛性筋痙攣	胆石症、痔痛、尿管結石症、吃逆、熱中症（熱痙攣）、破傷風
桔梗湯	2	扁桃炎、扁桃周囲炎	急性咽頭炎
大黄甘草湯	2	便秘	
小半夏加茯苓湯	3	嘔吐	悪阻、胃腸炎
茵蔯蒿湯	3	肝機能障害	口内炎、蕁麻疹
甘麦大棗湯	3	痙攣	パニック発作
麻黄附子細辛湯	3	急性上気道炎	インフルエンザ、アレルギー性鼻炎
三黄瀉心湯	3	高血圧症	鼻出血
大建中湯	4	腹痛	麻痺性イレウス
麻黄湯	4	急性上気道炎	インフルエンザ
麻杏甘石湯	4	気管支喘息	蜂窩織炎、睾丸炎
苓桂朮甘湯	4	めまい (dizziness)	パニック発作
呉茱萸湯	4	頭痛	片頭痛、吃逆
黄連解毒湯	4	皮膚搔痒症	鼻出血、二日酔い、せん妄
大承気湯	4	便秘	高熱、破傷風
麻杏薏甘湯	4	関節痛	関節水腫

合の抗酸化力を比較検討した研究では3群間に有意差はないため、電子レンジを使用しても問題ない（図8 p.122）。ただし、五苓散、小半夏加茯苓湯など嘔吐に対して投与する場合は、冷まして服用させたほうが漢方特有のニオイによる嘔気が誘発されにくい。また、鼻出血や消化管出血に黄連解毒湯を投与する際にも、冷ましてから服用させる。服用困難な場合は、ゼリー、プリン、ジャムに混ぜたり、オブラートを使用したり、お茶に溶解したりしてもよい。乳児では水と混ぜてペースト状にし、硬口蓋に少量ずつ塗ってもよい。

3）短期集中的に服用させる

漢方は主に「低分子」「配糖体」「多糖体」の3成分で構成されている。低分子はそのまま吸収されるため、血中濃度のピークは1時間以内である。配糖体はそのままでは吸収されにくく、資化菌が糖を分解して6～12時間以降に効果を発揮する。免疫に関与しているβ-D-グルカンなどの多糖体は、分子量が100万ダルトン以上あり、そのままでは吸収されない。したがって、超急性期には低分子とわずかの配糖体の効能を期待することになるため、通常量では十分な効果が得られない。また、エキス製剤は煎じ薬よりは品質が均一であるが、濃度の微調整が困難である（図1 p.118）。インスタントコーヒーとドリップコーヒーの違いと思えばよい（ただし、最近、インスタントコーヒーといえども味わいが向上しているように、エキス製剤の品質も向上している）。

そこで、初回に「3包療法」を行う。3包療法とは一気に3包を服用し、症状が改善したら、服用を終了する、または通常投与量に戻す方法で、短所是正型といえる。煎じ薬が中心の中国では日本の3～6倍の服用量を常としており、3包を一度に服用しても短期間であれば問題はない。必ずしも3包を投与する必要はないが、**多めの投与が早期の症状改善には必要**である。**投与期間は3日間**で、それ以上の期間を要する

場合は 2 剤の投与を検討する。小児に対しても基本用量は減量する必要があるが、初回はその 2 倍量程度の服用により速効性が期待できる（表 2）。

　症状が改善したら、予防的に投与をつづける必要はなく、内服を終了する。

表 2　小児の漢方服用量

年齢（歳）	投与量の目安	3 包療法の目安
0～2	1/4	1/2
2～4	1/3	2/3
4～7	1/2	1
7～15	2/3	2
15～	1	3

4）胃管・十二指腸チューブから投与可能

　急性期には経口摂取が困難な症例がある。その場合には経鼻胃管から投与することもできる（図 8 p.122）。

5）注腸から投与可能

　配糖体は直腸粘膜を通過できる。そこで、嘔気、嘔吐、腹痛などの消化器症状が強く、胃管からの投与が困難な場合は、ネラトンチューブを肛門に挿入し投与する（図 8 p.122）。注腸は速効性が期待できる。

6）食前・食後に拘らない

　漢方薬を食前や食間に投与する理由としては、1）独特の苦みやニオイがあるため、食べ物と一緒に入れると悪心を引き起こす、2）空腹時は胃の中が酸性になっており、アルカロイドの吸収が抑えられる、3）漢方薬は食と起源が同じなので、食後に服用すると相互作用を起こす、4）空腹時に服用したほうが腸内細菌の代謝を受けやすく吸収されやすい、などが考えられる（図9 p.122）。

　しかし、食後投与による有害事象の報告はなく、食前と食後で血中濃度に大きな差が出るとは考え難い。西洋薬を食後に服用している場合には、漢方薬の食前投与は服用回数が倍になるため、本人や介助者の手間も増えて、服用を忘れてしまう可能性もある。飲み忘れに気づいたら、食後に服用してもよい。急性期に関しては食後の方が速効性を期待できるが、いずれにせよ、救急疾患では食事の有無にかかわらずに直ちに服用させる。

　元来、日本では1日2食（午前10時〜昼頃と、午後4時頃）の食生活であり、1日3食になったのは江戸時代後期以降である。したがって、漢方薬も1日3回に拘る必要はなく、3包／日を朝1包、夜2包などに分けることもある。

7）2剤併用を考慮する

　生薬含有量が少なく、1回投与量の多いほうが速効性は期待できるが、集中治療室などで重症例に対応する場合には、漢方治療が週単位になることがある。そのような際には2剤の併用に切り替える。

　具体的な例としては、多発外傷で広範囲の皮下出血や高度の内出血を伴う場合、治打撲一方6包／日を継続したいところであるが、医療保険制度上、問題になる可能性がある。そこで、受傷3日には治打撲一方3包／日＋通導散3包／日などに変更する。

また、破傷風では芍薬甘草湯6包/日で症状は一旦改善するが、破傷風毒素であるテタノスパスミンの産生量が多いと、全身痙攣などの症状は長引く。大量の甘草服用期間が長期化すると、副作用の偽アルドステロン症発症の危険性も高まる（**附1** p.98参照）。甘草の投与量を調節するために、芍薬甘草湯3包/日＋葛根湯3包/日などに変更する。

第3章

急性期の漢方活用法

急性期の2つのアプローチ

　急性期では薬理効果を考慮した**西洋医学的活用**（標治）と、漢方理論を応用した**漢方医学的活用**（本治）の2つのアプローチがある（図5 p.120）。

薬理作用の解明されつつある漢方薬を活用する

　主な西洋医学的活用としては、芍薬甘草湯、大建中湯、六君子湯、五苓散、茵蔯蒿湯、抑肝散、麦門冬湯、半夏厚朴湯など、解明されつつある薬理作用を活用する。

　芍薬甘草湯には中枢性鎮痛作用や末梢性筋弛緩作用があり（図10 p.123）、有痛性筋痙攣（腓返り）、破傷風など、様々な筋痙攣に臨床応用できる。

　大建中湯には腸管運動亢進作用や血流増加作用が明らかになっており、腸管蠕動を促進させるべく臨床応用できる（図11 p.124）。尿管結石症で排石を促したい際には芍薬甘草湯や猪苓湯を併用する。

　六君子湯には消化管運動促進作用がある。特に胃適応性弛緩促進作用や胃排出促進作用により胃蠕動を亢進させる。また、グレリン分泌を促進させることで食欲を増進させる（図12 p.125）。古来、六君子湯は抑うつに使用されており、理にかなった作用である。また、六君子湯はSurtuin1遺伝子を活性化させることによって健康寿命を延長させ

ることが明らかになっている。

　五苓散はアクアポリンの発現を抑制することで浮腫を軽減させ、抗炎症作用も発揮することが明らかにされている（図13 p.125）。そのため、頭痛、めまい、急性胃腸炎、動揺病・加速度病（乗り物酔い）、二日酔い（宿酔）、胸水、腹水など、水のバランスを整えるべく臨床応用される。

　茵蔯蒿湯には減黄・利胆作用や線維化抑制作用があり、肝機能障害に臨床応用できる（図14 p.126）。

　抑肝散はセロトニン神経系やグルタミン酸神経系に作用することが明らかになっている。また、神経炎症（neuroinflammation）ではグリア細胞が活性化して炎症性サイトカインが産生されるが、抑肝散にはミクログリアやアストログリアの活性化を抑制することが明らかになっている。したがって、抑肝散はせん妄や認知症の周辺症状に臨床応用される。

　麦門冬湯には末梢性鎮咳作用、気道滋潤作用、去痰作用がある。興味あることに、**五苓散**とは反対にアクアポリン5の機能を修復することで滋潤作用を発揮することが明らかになっている。したがって乾性咳嗽に臨床応用できる。

　半夏厚朴湯にはドパミン分泌増加作用やサブスタンスP分泌増加作用がある。そのため、嚥下反射や咳反射を改善させることができる。

　漢方の治療法には「補瀉の原理」といって、補法*と瀉法*の2種類がある。西洋医学的活用は瀉法に相当する（図5 p.120）。また、われわれの研究によると、生薬を含め、ほとんどの漢方薬には強力な抗酸化作用があり、抗炎症作用を発揮する（図15 p.126）。

「六病位」「気血水」「補法」

　漢方医学的活用においては、六病位、気血水*、補法などを応用する。

六病位とは病期分類のことで、病期は「陽」から「陰」の症状へ進む。さらに3つの陽期と3つの陰期に分けられ、合わせて6つの段階に分類される（図7 p.121，図16 p.127）。

　病期の移動により「証」の変更が起こったとし、使用する方剤も変更される。ちなみに証とは患者と薬方との相性を診断するための手段のことで、証が合っているとその漢方薬は薬効を最も発揮し、副作用の可能性が最も少ないものとなる。

　原則、病邪（病毒）は陽証*から陰証*へ、表証*（体表部）から裏証*（体内；内蔵）へ、熱証*から寒証*へ、実証*から虚証*へ進む（図7 p.121）。ちなみに虚実には身体側の虚実（体力；正気の強さ）と病邪の虚実があり、その兼ね合いによって治療方法が決まる（表3）。

表3　虚実とは正気と病邪の盛衰

正気（抗病能力）	病邪（病毒）	証	治療
実（充実）	実（強）	実証	瀉法
実（充実）	虚（弱）	-	-
虚（不足）	実（強）	虚実挟雑*	扶正*袪邪*
虚（不足）	虚（弱）	虚証	補法

　古来、病邪は体表の中でも上半身から発症すると考えられており、感染症の治療にもこの六病位を応用できる（図16 p.127，図17 p.128）。乳腺炎の初期に葛根湯を使用するのもこの六病位を応用したもので、症状の進行とともに病邪が体表から体内へ進行していくため、柴胡薬*（柴胡と黄芩が含有された漢方薬）を併用することになる（図18 p.129）。柴

胡と黄芩の組み合わせは少陽病*の往来寒熱*（悪寒*と発熱が交互にくる、もしくは熱が上がったり下がったりする）、胸脇苦満*、咳嗽、口苦*に用いられる。破傷風も初期に葛根湯を使用するが、便秘などの消化器症状が出ると陽明病*期と捉えて大承気湯に変更する（**表17**）。

表17　破傷風（痙病*）に対する漢方治療

痙病	証	分類	漢方薬	効果増強	特徴	併用治療
柔痙*	表証	局所型	桂枝湯		発汗、悪寒なし	破傷風トキソイド テタノブリン 抗菌薬
	裏証		大柴胡湯		全身筋痙攣なし	
剛痙*	表証	全身型	葛根湯	芍薬甘草湯	無汗、悪寒、激しい全身筋痙攣	破傷風トキソイド テタノブリン 抗菌薬 抗痙攣薬 硫酸マグネシウム 筋弛緩薬
	裏証		大承気湯			

　生体の異常を説明する生理的因子として、気血水が用いられる（**図19** p.129）。最も均衡のとれた状態（best condition）が中庸（太極）で、病状がどのような位置にあるかを見きわめて中庸に戻す方向の漢方薬を選択する。

　気は動的均衡が崩れると上昇する。気の異常には気が欠乏する「**気虚***」、気の巡りが滞る「**気滞***」、滞った気が下方に降りずに逆に上昇する「**気逆***」などがある。

　気滞は胸部や腹部、あるいはその両方で発症する。胸滞の特徴的な症状に咽喉の痞え感（咽中炙臠*）がある。これは食べ物が詰まるわけ

ではなく、空気が詰まる感覚で梅核気*ともいわれる。咽中炙臠*（咽喉の痞え感）を目標に、半夏厚朴湯を不安神経症、咳嗽、悪阻などに対して用いる。空気嚥下症、腹部膨満、巨大結腸にも応用できる。

　パニック発作は気逆の一つと捉える（奔豚病*）。甘草には急迫*（症状が激しくて苦しむという差し迫った病状）を治す作用があるため、苓桂朮甘湯、甘麦大棗湯など甘草の含有された漢方薬を用いる（図20 p.130）。

　血は動的均衡が崩れると停滞または下降する。血の異常には血が欠乏する「**血虚***」と血が滞る「**瘀血***」がある。瘀血とは微小循環障害と考えられ、外傷による血腫や皮下血腫も瘀血と捉える。桂枝茯苓丸、治打撲一方、通導散などを単独もしくは併用することで様々な外傷に応用できる。外傷性頸部症候群（頸椎捻挫）では治打撲一方に五苓散や疎経活血湯を併用させることで、頭痛、しびれの軽減を図ることができる。

　水は動的均衡が崩れると停滞または下降する。水の異常は「**水毒**」と呼ばれて、体液の偏在と考えられている。急性期の漢方治療では五苓散や越婢加朮湯が頻用される。越婢加朮湯には石膏が含有されており、熱感の強い炎症性腫脹に用いられる（図4 p.120）。蜂窩織炎、痛風、偽痛風、動物咬傷、帯状疱疹、熱傷にも臨床応用できるが、マムシ咬傷など高度の炎症性腫脹の際には、五苓散や柴苓湯と併用することで治療効果はさらに高まる。

　気血水のいずれにせよ「滞る」「澱む」ことは様々な病態に関与しており、これを解除する、すなわち、「流れをよくする」という意識をもつことは治療の鍵となる（図21 p.130）。

　補法とは生体内に不足している気血水を補うことによって、全身状態を改善して、病邪を体外へ出してしまう方法で「長所伸展型」といえる（図5 p.120）。気を補うことも含まれており、漢方治療の特徴でも

ある。集中治療室においても、MRSAなどの難治性感染症を併発している場合や、原疾患の治療が長期化して患者が抑うつ状態にある場合などに、補剤である補中益気湯や十全大補湯を用いて病態を改善させる。これらの治療も結局は気血の巡り（流れ）をよくすることで体外に病邪を排出させているといえよう。

各論

急性期漢方

各論

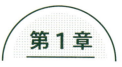

急性期の漢方臨床
〈救急外来編〉

1. 呼吸器疾患

■ 急性上気道炎・インフルエンザ

　発症1週間以内とそれ以降も残存する感冒では漢方治療は異なる（図17 p.128）。発熱があっても戦慄悪寒がある状態では、温めて発汗させることを第一目標にする（図7 p.121）。悪寒はなく、熱感だけになると解熱消炎（清解*）を図る。ただ、発熱は生体防御反応であり、解熱薬の使用は控えめにすることが肝要である。また、食欲も低下するが、これも生体防御反応である。消化器系の働きを休止させることで、白血球の貪食能や殺菌能など生体の反応を高めることに特化できる。そして、一旦、食物摂取を停止することで、血液を浄化することにもなる。したがって、無理に食事摂取する必要はなく、水分・電解質補給程度でよい。

〈中風・傷寒・温病と六病位〉

西洋医学では通常の風邪とインフルエンザでは治療薬が異なる。漢方医学では自汗*のあるものを中風*、無汗のものを傷寒*、初期から口渇などの脱水症状を有するものを温病*と称しているが、症候により区別しているだけで、風邪とインフルエンザを区別して処方する漢方薬はない（**表4**）。

表4　感冒・インフルエンザへの対応

西洋医学	風邪	インフルエンザ
原因	様々なウイルス	インフルエンザウイルス（A型、B型、C型）
症状	咽頭痛、鼻汁、嚔（くしゃみ）、咳嗽	＋全身症状（頭痛、関節痛、筋肉痛）
発熱	高熱少ない	高熱多い
重症化	少ない	急性脳症、肺炎
予防	咳エチケット、手洗い、湿度、休養、保温、うがい	＋ワクチン接種
治療	対処療法	タミフル®、リレンザ®、ラピアクタ®、イナビル®、シンメトレル®*1、ゾフルーザ®、アビガン®*2

漢方医学	中風	傷寒	温病
症状	自汗、頭痛や身体痛が軽度	無汗、頭痛や身体痛が強い	口渇
治療	香蘇散、葛根湯、麻黄湯、麻黄附子細辛湯、小青竜湯（鼻汁）、小柴胡湯、柴胡桂枝湯（消化器症状）、川芎茶調散（頭痛）、麦門冬湯（乾性咳嗽）、麻杏甘石湯（熱痰）、半夏厚朴湯（湿痰）		銀翹散、白虎加人参湯

*1：A型のみ、*2：新型、再興型のみ

六病位では発熱の形態で病期を区別している。すなわち、太陽病*では悪寒発熱（悪寒と発熱が同時にある）、少陽病では往来寒熱、陽明病では高熱・悪熱*（熱のみで悪寒がない）という特徴がある。

〈合病と併病〉

風邪やインフルエンザの症状は典型例だけではなく、合病*が起こる（太陽病＋少陽病、太陽病＋陽明病、少陽病＋陽明病、太陽病＋少陽病＋陽明病など）。合病とは2病位や3病位の症状が同時に現れるが、その本体は1つだけであり、症状の強いほうの病期に合う1種類の漢方薬で治療できる（表5）。太陽病＋陽明病の合病であれば、発熱、悪寒、無汗、項部緊張があり、かつ下痢を伴う。しかし止痢薬の併用は不要で、太陽病の葛根湯を用いると下痢も改善する。

表5 合病への対応

合病	症状	対応
太陽病＋陽明病	下痢 嘔吐 咳嗽、胸部圧迫感	葛根湯(解表) 葛根加半夏湯(解表) 麻黄湯(解表)
太陽病＋少陽病	下痢 嘔吐	黄芩湯(和解) 黄芩加半夏生姜湯(和解)
少陽病＋陽明病	下痢	大承気湯(瀉下)
太陽病＋少陽病＋陽明病	身熱★、悪熱、口渇	白虎湯類(清解)

★身熱：全身灼熱感

一方、併病*とは1つの疾患（病邪）が複数の病位に証を発生させ

たもので、各病位が相互に影響しあいながら同時に進行する。治療戦略としては、先表後裏*（表証と裏証の併存時には表を先に治療する）、先外後内*（外と内では外から先に治療する）、先急後緩*（急激重症なほうを先に治療して、緩慢軽症な症状を後で治療する）、合方*（証が併存している場合に混合して用いる）などの法則に従う。

実際にはそれぞれの病期に対応する2種類の漢方薬が必要となる（図22 p.131）。桂枝湯＋麻黄湯（桂麻各半湯）、桂枝二越婢加朮湯（桂枝湯＋越婢加朮湯）、柴胡桂枝湯（太陽病と少陽病に対する合方）、柴胡桂枝乾姜湯（少陽病と太陰病に対する合方）などがある。

太陽病と太陰病*の併病では、悪寒・発熱がありながら、下痢・心下痞硬を認める。この場合には桂枝人参湯を用いる。ノロウイルス感染症では、嘔吐・下痢などの消化器症状（裏）が主症状である。そこに発熱や呼吸器症状を伴うことがあり（表）、「腸風邪」といわれる所以である。このような場合に桂枝人参湯を用いる。

インフルエンザの病状進行は非常に速く、合病が起こり得る。流行期には患者が殺到する。そのような状況で瞬時に、合病か併病かを鑑別するのは容易ではない。来院時点での主症状を2つ程度に絞り、まずは1漢方製剤にて、その治療を行う。そして残存する症状（変化した症状）を翌日に対応するのも一手である。また、小児のインフルエンザでは症状が多彩であっても麻黄湯1剤で対応できることが多い。

身体痛、無汗	麻黄湯
頭痛、項部痛、無汗	葛根湯
身体痛、自汗	柴胡桂枝湯
鼻汁、くしゃみ	小青竜湯
咽頭痛、悪寒	麻黄附子細辛湯
胃弱	香蘇散

• 効果増強

頭痛強度	川芎茶調散を併用
弛張熱	小柴胡湯を併用
激しい咳嗽	麦門冬湯を併用
咽頭痛	桔梗湯★を併用
虚弱	麻黄附子細辛湯＋香蘇散
虚弱の咳嗽	麻黄附子細辛湯＋半夏厚朴湯
虚弱の自汗	麻黄附子細辛湯＋桂枝湯

★桔梗湯はうがいをするように服用する（図8 p.122）。

■ 気管支喘息

　気管支喘息の発作強度は軽度(小発作)、中等度(中発作)、高度(大発作)、重篤に分類される。中発作以上の重症度では西洋薬（β_2刺激薬吸入、ステロイド）を優先するが、小発作では「3包療法」(p.17参照)を行うと漢方薬単独でも症状を改善させることができる。
　五虎湯は麻杏甘石湯に桑白皮が加わったもので、咳嗽が強い時に使用するが、小児では第一選択になる。

寒冷	小青竜湯＋麻杏甘石湯
温熱	麻杏甘石湯

• 効果増強

小児	小青竜湯＋五虎湯
激しい咳嗽	麻杏甘石湯＋柴朴湯

■気管支炎・肺炎

　気管支炎・肺炎は起因病原体を見きわめて抗菌薬、抗ウイルス薬、抗真菌薬の投与を行う。炎症自体の抑制には少量のステロイド投与が有効ではあるが、実臨床ではステロイドによる合併症を鑑みて躊躇される。そのような際に漢方治療を併用する。喀痰の性状により漢方薬選択を考慮する（図23 p.132）。

　間質性肺炎では桂枝茯苓丸、間質性肺炎以外では小柴胡湯の併用も有効である。

膿性痰	清肺湯
咳嗽	麻杏甘石湯

• 効果増強

	清肺湯＋麻杏甘石湯
粘稠痰	麦門冬湯を追加

■吃逆(きつぎゃく)

　横隔膜、肋間筋、前斜角筋などの呼吸筋の間代性痙攣によるもので、多シナプス性の不随意反射と考えられている。筋痙攣でもあるので、筋弛緩作用のある甘草を応用する。

成人	芍薬甘草湯
高齢者、冷え症	呉茱萸湯
妊娠中	麦門冬湯

- 効果増強

成人	芍薬甘草湯＋半夏瀉心湯
高齢者、冷え症	呉茱萸湯＋芍薬甘草湯
体力低下	補中益気湯＋芍薬甘草湯

- 経穴（ツボ）の刺激

　吃逆にはツボの刺激も有用である。天突（てんとつ）や寺澤ポイント（棘下筋の硬結）を指圧するか鍼を施術する（図 24 p.132）。

2. 循環器疾患

■ 高血圧症

　漢方薬の降圧作用は弱く、高血圧緊急症ではニカルジピンの静脈注射を優先する。その後、漢方治療で後押しをする。また、静脈注射を施行するほどではないが、ふらつき、頭痛で救急受診した症例の原因が高血圧症の場合には、漢方治療の適応がある。黄連解毒湯に含有される黄連、黄芩、黄柏、山梔子は全て清熱*薬であり、上半身の充血を改善させ、精神を鎮静させる（図25 p.133）。したがって、顔面紅潮、逆上せのある高血圧症に用いる。山梔子には止血作用もある。

顔面紅潮	黄連解毒湯
不眠	柴胡加竜骨牡蛎湯
頭痛（朝の頭重感）	釣藤散
眼球結膜充血	七物降下湯

- 効果増強

肥満	防風通聖散を追加
便秘	三黄瀉心湯を追加
腰下肢痛	八味地黄丸を追加

■ 動悸

　動悸の原因が心原性や血管病変性の場合は、原疾患の治療を優先する。全身性（生理的作用：過労、交感神経：ストレスなど）や心因性（自律神経失調：パニック障害、うつ病、更年期障害など）の場合に漢方治療の適応となる。

　苓桂朮甘湯は心悸亢進に頻用される。心下痞や臍上悸*が認められる（図26 p.133）。炙甘草湯は発熱、脱水などにより動悸する場合に試みる。甲状腺機能亢進症による動悸にも応用できる。動悸が強い例では柴胡加竜骨牡蛎湯を併用する。

動悸	苓桂朮甘湯

- 効果増強

息切れ	苓桂朮甘湯 + 炙甘草湯
便秘	苓桂朮甘湯 + 三黄瀉心湯
腰下肢痛	苓桂朮甘湯 + 八味地黄丸
不安	苓桂朮甘湯 + 柴胡加竜骨牡蛎湯

3. 消化器疾患

■ 口内炎

　口内に滴下塗布すると数分でゲル状の保護膜となる局所管理ハイドロゲル創傷被覆・保護材も発売されているが、歯科医師しか処方できず、救急外来では汎用性に欠ける。成人の手足口病の口内炎は激烈で、漢方治療のよい適応である。芍薬甘草湯や甘草1種類の甘草湯も使用できる。抗癌剤投与に伴う口内炎には半夏瀉心湯が第1選択となる。半夏瀉心湯には、PGE_2産生抑制により鎮痛・抗炎症作用を発揮することや、粘膜修復作用があることが明らかになっている。また、含有する黄連の成分の1つのベルベリンには抗菌作用もある。

口内炎	半夏瀉心湯

＊冷ましてから口内で漱（すす）ぐように少しずつ服用する。そのまま、吐き出してもよい。また、製剤を患部に塗布してもよい（**図8** p.122）。

・効果増強

高度な疼痛	半夏瀉心湯＋芍薬甘草湯
体力低下、免疫低下	半夏瀉心湯＋十全大補湯

＊舌痛症、歯痛が主の場合は立効散も用いられる。また、多愁訴の舌痛症患者には加味逍遙散も有効である（**表6**）。

表6　加味逍遙散との鑑別を要する漢方薬

	抑肝散	加味逍遙散	女神散
愁訴	易怒性	多愁訴	症状が固定
怒り	顔面蒼白、手が震える	顔面紅潮	
逆上せ	少ない	上熱下寒 （逆上せ）	上熱下寒 （足の冷え、逆上せが強い）
その他の特徴	疳が強い	小柴胡湯より虚証	めまい、気逆
効果増強	振戦：桂枝加竜骨牡蛎湯 怒り：加味逍遙散	浮腫：五苓散 血虚：四物湯	便秘：三黄瀉心湯

■ 急性胃炎・食道炎

　胃粘膜防御因子と攻撃因子（胃酸、ペプシン）の不均衡、ヘリコバクター・ピロリ感染、非ステロイド性抗炎症薬による胃粘膜防御機構の破綻などにより発症する。内視鏡検査で急性胃粘膜病変と診断されることもある。プロトンポンプ阻害薬が第一選択として推奨されているが、漢方治療も応用できる。

　症状により漢方処方を選択する（表7）。半夏厚朴湯は咽中炙臠を目標に用いられる。食べ物が咽喉に詰まりやすくなった場合（食道異物）や空気嚥下症だけではなく、誤嚥性肺炎の予防にも応用できる。

表7 消化器症状からみた漢方治療の鑑別

a. 悪心・嘔吐

漢方薬	特徴的な症状	応用
半夏瀉心湯	心下痞硬(心窩部の痞え)、腹鳴、下痢	急性胃腸炎
五苓散	水逆(口渇あるも水を大量に吐く)、下痢	急性胃炎、二日酔い、周期性嘔吐・下痢
小半夏加茯苓湯	乾嘔(空えずき)	悪阻
大柴胡湯	胸脇苦満、腹満*、便秘	発熱性疾患、神経症
呉茱萸湯	手足の冷え	片頭痛に伴う悪心・嘔吐

b. 胸焼け

漢方薬	特徴的な症状	応用
茯苓飲	呑酸*(酸っぱいものが込み上げてくる)	逆流性食道炎
茯苓飲合半夏厚朴湯	咽中炙臠(咽喉の痞え感)	逆流性食道炎(咽中炙臠あり、神経症)
平胃散	食積*(食べ過ぎ、飲み過ぎ)	消化不良
半夏瀉心湯	心下痞硬(心窩部の痞え)、腹鳴	口内炎、嘔吐、下痢

c. 急性胃腸炎に伴う下痢

漢方薬	特徴的な症状	応用
胃苓湯	寝冷え、食積による水様下痢	急性胃腸炎
柴苓湯	口渇、悪心・嘔吐を伴う水様下痢	急性胃腸炎
五苓散	口渇、悪心・嘔吐(水逆*)を伴う水様下痢	乳幼児の急性胃腸炎
半夏瀉心湯	心下痞硬(心窩部の痞え)、腹鳴、腹痛なし	口内炎、嘔吐、下痢

逆流性食道炎	茯苓飲合半夏厚朴湯
胃酸過多、胃痛、空腹時痛	安中散
急性胃粘膜病変	半夏瀉心湯

- 効果増強

逆流性食道炎	茯苓飲合半夏厚朴湯＋黄連解毒湯
胃痛	安中散＋芍薬甘草湯
二日酔い（頭痛、口渇、嘔吐、下痢）	半夏瀉心湯＋五苓散

■ 急性腸炎（下痢）

　陰の下痢は泄瀉（せっしゃ）といわれて水様の下痢をきたす（裏寒証）。泄瀉は冷え症や加齢に伴うことが多く、人参、乾姜、附子、朮などの含まれている真武湯や人参湯が第一選択となる。真武湯は虚弱体質で正気の乏しい冷え症の下痢に用いられる。

　陽の下痢は痢疾といわれて裏急後重＊（りきゅうこうじゅう）（テネスムス）となり、粘血便や血便を合併することがある。痢疾は細菌性、ウイルス性、食中毒などによることが多く、五苓散、胃苓湯を用いる。両者の鑑別は必ずしも容易ではなく、急性腸炎であっても水様の下痢をきたすことがある。細菌性では抗菌薬を併用するが、整腸薬と漢方薬で改善することも多い。五苓散は胃腸内に水が滞り（水毒）、口渇はあるが、水を飲むと嘔吐（水逆）、下痢をする場合に用いる（表8 p.44）。小児の嘔吐・下痢（自家中毒、消化不良など）の第一選択である。五苓散に含有される桂皮に抗炎症作用もあるが（図13 p.125）、感染性腸炎で抗炎症作用を強めたい時には柴苓湯を用いる。半夏瀉心湯には悪心、嘔気を抑える半夏、乾姜、心窩部の痞え（心下痞硬）を改善させる人参、乾姜が含

有されている。すなわち、感染性胃腸炎で消化管の運動機能に異常があって、乾嘔（空えずき）、腹鳴、軟便がある場合に用いる。症状が強い場合は五苓散と半夏瀉心湯を併用すると回復が速い。

悪寒、発熱のある時期は太陽病にあたる（急性上気道炎・インフルエンザの項〈p.28〉参照〈図7 p.121〉）。葛根湯が有効であるが、漢方薬の配糖体の作用を増強させるためにも整腸薬を併用する。

泄瀉（陰の下痢）	真武湯
痢疾（水逆）	五苓散（水逆） 胃苓湯（腹痛、下痢） 柴苓湯（発熱）

- 効果増強

泄瀉（陰の下痢）	人参湯か附子を加える
痢疾（陽の下痢）	半夏瀉心湯を加える

■ 腹痛

常に消化管穿孔を除外する。腹痛では漢方薬は痛みの場所と性状（寒熱*）により選択する（図27 p.134）。安中散は胃痛に用いられることが多いが、月経痛にも有効である。また、芍薬甘草湯や小建中湯と併用することで、アニサキス症にも応用できる。近年、アニサキスによる激痛は即時型アレルギーによるものという報告があり、また、腸アニサキス症では内視鏡的虫体除去も困難であるため、漢方治療のよい適応となる。安中散や平胃散にアニサキス幼虫の運動抑制効果があり、生薬の茴香、桂皮、蘇葉には殺虫作用があることも報告されている。

大建中湯には腸管運動亢進作用、腸管血流増加作用、抗炎症作用があり、麻痺性イレウスにも応用できる（図11 p.124）。速効性を期待す

る場合は注腸により大建中湯を投与する（図9 p.122）。

小建中湯は桂枝加芍薬湯に膠飴（滋養強壮）を加えて、より虚証向きにしたもので、小児に頻用されるが、成人にも使用可能である。大建中湯と桂枝加芍薬湯を合わせると中建中湯になるが、大建中湯を辛いと感じる症例もあり、小建中湯と組み合わせたほうが服用しやすい。

（全般性）腹痛	芍薬甘草湯 and/or 小建中湯
（限局性）胃痛、月経痛	安中散
炎症性腸疾患、冷え	大建中湯
小児の腹痛	小建中湯

• 効果増強

激しい胃痛	安中散＋芍薬甘草湯
アニサキス症	安中散＋小建中湯（and/or 芍薬甘草湯）
胆石症	大柴胡湯＋芍薬甘草湯
腹部膨満	半夏厚朴湯＋大建中湯

■ 便秘

機能性便秘（痙攣性、弛緩性、直腸性）に漢方治療を行う。痙攣性便秘は腸管の過緊張（副交感神経優位）による痙攣のため、便は細く、兎糞状となる。弛緩性便秘は腸管の運動や緊張が減弱し、水分吸収が高まるために硬便となる。大黄を含む漢方薬を用いることが多い。直腸性は直腸に便塊がきても便意を我慢することを契機に発生する。残便感がみられる。

便秘で救急受診する症例は腹痛を伴っていることが多く、少量の芍薬甘草湯や小建中湯を併用することが多い。大黄には、瀉下*作用、

清熱作用、駆瘀血*作用がある（大腸刺激性下剤）。芒硝の主成分は硫酸マグネシウムで、瀉下作用と清熱作用がある（塩類下剤）。すなわち、芒硝で便を軟化させて、大黄でそれを瀉す。症状の強さに合わせて大黄や芒硝を追加する。

大承気湯は陽明病の代表的な漢方薬である（図7 p.121）。気滞としての便秘を改善させるだけではなく、裏の熱証としての悪寒、潮熱*を改善させるため、敗血症などで高熱のある重症患者には便秘の有無にかかわらず解熱効果がある。

小児の便秘には乳酸菌とオリゴ糖（もしくはラクツロース）で対応できるが、効果がない場合は大黄が含有されていない漢方薬を選択する。芍薬には緊張緩和作用があり、芍薬が含有されている小建中湯や当帰芍薬散が頻用される。

痙攣性（ストレス関与）	大建中湯、桂枝加芍薬湯
弛緩性（女性、高齢者）	麻子仁丸
直腸性（高齢者）	桃核承気湯
小児	小建中湯

- 効果増強

中等度	大黄甘草湯
高度	大承気湯
小児（貧血、冷え症）	小建中湯＋当帰芍薬散

■急性虫垂炎・急性盲腸炎

　壊疽性や穿孔性急性虫垂炎では外科的治療が第一選択となるが、カタル性や蜂窩織炎性で保存的治療を行う場合に抗菌薬との併用で漢方治療を行う（図27 p.134）。憩室炎や骨盤腹膜炎（pelvic inflammatory disease）にも応用できる。駆瘀血薬である腸癰湯にも虫垂炎の適応があるが、現在では月経痛に用いられる（表8）。

| 急性虫垂炎・盲腸炎 | 大黄牡丹皮湯 |

- 効果増強

嘔気・嘔吐	大黄牡丹皮湯 + 柴苓湯
腹痛	大黄牡丹皮湯 + 小建中湯
骨盤腹膜炎	大黄牡丹皮湯 + 排膿散及湯

表8　虫垂炎に対する大黄牡丹皮湯と腸癰湯の鑑別

漢方薬	大黄牡丹皮湯	腸癰湯
生薬	冬瓜子　桃仁　牡丹皮　大黄　芒硝	薏苡仁　冬瓜子　桃仁　牡丹皮
処方時期	膿瘍初期 膿が形成されつつある時期	膿瘍形成が生じる前段階
症状	右下腹部痛	右下腹部痛、下痢、軟便

■ 胆石症

　有症状胆石症では胆嚢摘出術が推奨されるが、外科的治療を希望しない場合にはウルソデオキシコール酸が頻用されている。心窩部から胸脇にかけて苦しく（胸脇苦満）、腹部膨満感や嘔吐がある場合に大柴胡湯が第一選択となる（図18 p.129、図27 p.134）。大柴胡湯で軟便になる場合は小柴胡湯に変更してもよい。

胆石症	大柴胡湯

- 効果増強

黄疸	大柴胡湯 + 茵蔯蒿湯
腹痛	大柴胡湯 + 芍薬甘草湯（or 大建中湯）

＊大建中湯は温熱作用があるため、高熱時には黄連解毒湯を併用する。

4. 代謝・内分泌疾患

■ 痛風発作

痛風は高尿酸血症による結晶性関節炎であり、母趾に好発する。発赤、熱感、疼痛、腫脹を伴う関節の急性炎症であるため、石膏、麻黄、利水*薬の入った越婢加朮湯が適応となる（図4 p.120）。微小循環障害（瘀血）による疼痛もみられるため、駆瘀血薬を併用する。

熱感、腫脹	越婢加朮湯

• 効果増強

	越婢加朮湯＋桂枝茯苓丸
疼痛高度	芍薬甘草湯を頓用する

■ 偽痛風

偽痛風はピロリン酸2水和物（calcium pyrophosphate dehydrate: CPPD）による結晶性関節炎であり、膝関節に好発する。血中CPPDは制御できないので、化膿性関節炎を否定した上でステロイドの関節内投与が行われることもある。発赤、熱感、疼痛、腫脹を伴う関節の急性炎症であるため、石膏、麻黄、利水薬の入った越婢加朮湯が適応となる（図4 p.120）。

偽痛風	越婢加朮湯

• 効果増強

	越婢加朮湯＋麻杏甘石湯

■ 脚気心

　ビタミン B_1 欠乏による心不全が脚気心（右心不全）で、その劇症型は脚気衝心（両心不全）といわれている。心拡大、洞頻脈、下腿浮腫、肺水腫、乳酸アシドーシスなどが認められる。アルコール依存症、炭水化物中心の食生活で発症する。速やかにビタミン B_1 投与を行う。

　エキス製剤の九味檳榔湯は、心下痞硬に対する呉茱萸と、浮腫に対する茯苓が加わった11種類の生薬で構成されている。脚気だけではなく、腓腹筋把持痛や右側型鼓音（右季肋部、右側腹部、右腸骨窩）を認める下肢の倦怠感、浮腫に用いられる。

脚気心	九味檳榔湯＋防已黄耆湯

• 効果増強

リンパ浮腫	柴苓湯を追加

■ 甲状腺機能亢進症

　本疾患はストレスによる交感神経の過緊張により顆粒球増多をきたし、組織の炎症と血流障害から瘀血に至った病態と捉える。動悸、頻脈、易疲労感、眼球突出、体重減少、発汗、振戦、不眠などの症状が

みられ、抗甲状腺薬が第一選択となる。

　症状の軽減目的に滋陰*作用のある炙甘草湯を用いる。ただし、麻子仁が含有されているため、下痢が強い場合には桂枝加竜骨牡蛎湯を用いる。甲状腺腫大は瘀血によるものであるため、長期的には駆瘀血薬を併用する。

| 甲状腺機能亢進症 | 炙甘草湯 |

- 効果増強

	炙甘草湯＋桂枝茯苓丸
高度の下痢	桂枝加竜骨牡蛎湯＋桂枝茯苓丸

5. 神経・精神疾患

■ 頭痛

　頭痛は「一次性頭痛」、「二次性頭痛」、「有痛性脳神経ニューロパチー、他の顔面痛およびその他の頭痛」に分類される。専門医に紹介すべき二次性頭痛を除外し、漢方治療は一次性頭痛（片頭痛、緊張型頭痛、三叉神経・自律神経性頭痛、その他の一次性頭痛疾患：TACs）に用いることが多い。

　片頭痛はセロトニンの低下で発症するため、トリプタン系のセロトニン作動薬が用いられる。片頭痛の発作時には頭部や手足の冷感が認められる。呉茱萸には血流増加、体温上昇、鎮痛などの薬理作用がある。また、むくみが認められる症例もあり、水毒も合併していることが多い。したがって、呉茱萸湯＋五苓散の2剤併用で速効性を得やすい。

　緊張型頭痛は精神的ストレスと筋性ストレスが原因で、頭重感を訴える。漢方では頭冒*といい、ストレスで悪化する場合は柴胡の入った処方（柴胡薬；抑肝散など）を選択する（表9）。

　群発頭痛は、内頸静脈が硬膜を貫通し脳内に入り脳血管となる血管が拡張して発症する。部位は眼窩の奥に相当する。スマトリプタン、エルゴタミン、酸素投与などが使用される。漢方治療は症状に合わせて、呉茱萸湯、抑肝散、釣藤散、五苓散、川芎茶調散などが試みられている。川芎茶調散は原典の『和剤局方』*には食後にお茶で飲み下すと記載されている。第一選択の漢方薬で症状が残存する場合には変

表9 頭痛に対する第一選択となる漢方薬

漢方薬	五苓散	呉茱萸湯	釣藤散
漢方医学的作用	利水	温裏補陽	理気
頭痛の性状	頭痛	激痛	頭重感
冷え	−	＋	−
めまい	＋ （悪心、嘔吐）	− （悪心、嘔吐）	＋
特徴	・気圧の変化 ・小児	・片頭痛（視覚前兆） ・低血圧 ・女性	・高血圧 ・動脈硬化症
効果増強	川芎茶調散	五苓散	抑肝散

更または併用する。

　月経時片頭痛、月経関連片頭痛では川芎茶調散が第一選択となる。

片頭痛（激痛）、冷え症	呉茱萸湯
緊張型	柴胡加竜骨牡蛎湯★＋芍薬甘草湯
口渇	五苓散
高血圧（朝の頭重感）	釣藤散
三叉神経痛、帯状疱疹後神経痛	五苓散＋抑肝散
頭部外傷	五苓散＋治打撲一方
急性緑内障発作	越婢加朮湯

★ストレスの強さに応じて柴胡薬（柴胡が含有されている漢方）を変更する（図18 p.129）。

• 効果増強

冷え、嘔気	呉茱萸湯＋五苓散
持続	川芎茶調散を追加
不眠時	釣藤散＋抑肝散

■ パニック発作（過換気症候群）

　パニック発作は激しい急性不安のエピソードであり、呼吸促拍が目立つ一群を過換気症候群と呼ぶ。過呼吸から呼吸性アルカローシスになって四肢の筋痙攣をきたすが、そのまま経過観察しても、酸素を消費し、二酸化炭素が蓄積して症状は改善に向かう。また、血管運動反射が起こり、低換気になるが、二酸化炭素を蓄積することによって、やはり改善に向かう（図28 p.135）。しかし、四肢のしびれ、頭痛、めまい、息苦しさが残存することがある。また、予期不安、恐怖、憂慮などにより再発することがある。

　漢方治療で筋痙攣を軽減させ、不安を軽減させる（図20 p.130）。甘草には急迫を治す作用があるため、発作時には苓桂朮甘湯、甘麦大棗湯など甘草の含有された漢方薬を用いる。甘麦大棗湯は欠伸の頻発を目標とする。

発作時	芍薬甘草湯
動悸	苓桂朮甘湯

• 効果増強

頭痛	苓桂朮甘湯＋芍薬甘草湯
腹痛	苓桂朮甘湯＋甘麦大棗湯
不安	苓桂朮甘湯＋四物湯

6. 運動器疾患

　急性期の関節痛・筋肉痛には部位にかかわらず、麻杏薏甘湯＋麻杏甘石湯を用いてもよい。ただし、生薬の組み合わせで疼痛部位によって漢方処方を使い分けることができる（図29 p.136）。　運動器疾患の疼痛は腫脹、血腫の軽減を目標に水毒 → 瘀血 → 気滞の順に、もしくは同時に加療を行う。難治性疼痛では理気*薬である抑肝散が奏功することがある。神経炎症（neuroinflammation）ではグリア細胞が活性化して炎症性サイトカインが産生されるが、抑肝散はミクログリアやアストログリアの活性化を抑制することが明らかになっている。各部位に用いられる漢方薬だけで症状が改善しない場合は芍薬甘草湯を併用する。

■ 頸肩腕症候群・肩関節炎・肩関節周囲炎

　葛根湯に含有されている葛根、芍薬、甘草には鎮痙・鎮痛作用があり、麻黄、桂皮には鎮痛作用があるため、葛根湯は上半身痛に対する標準的な漢方薬である。肩関節やその周囲組織が炎症性腫脹をきたす。これは水毒であり、利水作用のある蒼朮、白朮、茯苓、附子などを加えると葛根加朮附湯になる。虚弱体質では麻黄により動悸を起こすことがある（附1 p.98参照）。その場合は桂枝加朮附湯を用いる。現代は人間関係、仕事関係、嫁姑問題などストレスが大きく関与している。その結果、気滞や瘀血が身体のあらゆる部位に影響を及ぼすため、柴胡薬

を用いて気の巡りをよくし、駆瘀血薬も考慮する（図18 p.129, 図21 p.130）。

体格良好	大柴胡湯
体格中等	葛根湯★
虚弱	桂枝加朮附湯

★経過が長い場合には葛根加朮附湯や抑肝散を用いる。

- 効果増強

夜間痛	芍薬甘草湯を追加
瘀血の徴候	桂枝茯苓丸を追加

■ 腰痛症

　腰痛の要因は脊椎疾患によるもの、内臓疾患によるもの、内臓異常によるもの、神経因性（腰部脊柱管狭窄症、椎間板ヘルニアなど）、非特異性（原因不明）など多岐にわたる。まずは鎮痛目的にNSAIDs、筋弛緩薬、血管拡張薬、プレガバリン、オピオイドなどが投与される。

　漢方医学では外傷は瘀血であり、駆瘀血薬を用いる。気の異常が関わっていることも多く、柴胡薬も必要になる（図18 p.129）。加齢は腎虚*と捉えて補腎薬（八味地黄丸、牛車腎気丸）を用いる。疼痛が強い場合は芍薬甘草湯を頓用させる（図10 p.123）。しびれは瘀血＋水毒が主であり、難治性では気滞も加わる。しびれが主である場合は血・水を整える疎経活血湯の長期投与が必要となる。疎経活血湯は脳血管障害に伴う運動麻痺や疼痛にも応用できる（表10）。

表10　疎経活血湯とその応用

漢方薬	適応
疎経活血湯	四肢・体幹の疼痛、しびれ
疎経活血湯＋芍薬甘草湯	有痛性筋痙攣（腓返り）、振戦
疎経活血湯＋五苓散	頭部外傷、頸椎捻挫
疎経活血湯＋治打撲一方	外傷によるしびれ
疎経活血湯＋桂枝茯苓丸	片麻痺
疎経活血湯＋通導散	便秘傾向のあるしびれ
疎経活血湯＋附子	冷え、疼痛が強いしびれ
疎経活血湯＋越婢加朮湯	熱感、疼痛が強いしびれ

体格良好	大柴胡湯
体格中等	桂枝茯苓丸
虚弱	八味地黄丸

- 効果増強

疼痛高度	芍薬甘草湯を併用
亜急性	疎経活血湯を併用

■ 膝関節炎

膝関節痛の要因は変形性（変形性膝関節症、ベーカー囊腫など）、外傷性、炎症性（関節リウマチ）、感染性、代謝性（痛風、偽痛風）など多岐にわたる。急性期では麻杏薏甘湯が一般的であり、熱感、腫脹が強い場合は越婢加朮湯を用いる。関節水腫が持続する場合は薏苡仁湯や防已黄耆湯に変更もしくは併用する。

一般的	麻杏薏甘湯
熱感、腫脹	越婢加朮湯

- 効果増強

	麻杏薏甘湯 + 越婢加朮湯
膝のこわばり、有痛性筋痙攣	芍薬甘草湯を併用

■ 有痛性筋痙攣

有痛性筋痙攣に対しては部位に拘らず、末梢性筋弛緩作用の強い芍薬甘草湯を頓用する（図10 p.123）。血液透析施行中の発症に対しては、施行直前に予防的に服用させる。しかし、甘草には偽アルドステロン症をきたす危険性があるので、筋痙攣の要因を探り、本治を行う必要がある（表11）。なお、有痛性筋痙攣に対する第2選択は疎経活血湯である。九味檳榔湯は脚気に付随する下腿浮腫に用いられてきたが、現代では腓腹筋の把持痛を目標に用いる。

有痛性筋痙攣	芍薬甘草湯（頓服）

表11 腓腹筋痙攣に対する漢方治療

漢方薬	漢方医学的効能	特徴的所見	使用目標★	効果増強
疎経活血湯	利水、補血・駆瘀血	下半身の疼痛・しびれ	気血水に異常	芍薬甘草湯
五苓散 柴苓湯	利水	浮腫・脱水	電解質異常	芍薬甘草湯
白虎加人参湯	清熱	体の火照り	熱中症	芍薬甘草湯
八味地黄丸 牛車腎気丸	補陽*(補腎)	下半身の衰え	糖尿病性神経障害 肝硬変	芍薬甘草湯
十全大補湯	気血双補	顔色不良、皮膚枯燥*	冷え症	芍薬甘草湯
九味檳榔湯	理気、利水	下腿浮腫・把持痛	脚気	芍薬甘草湯
抑肝散 抑肝散加陳皮半夏	理気	神経過敏	せん妄	芍薬甘草湯

★呈示した症候がなくても使用できる

• 効果増強

瘀血の徴候	芍薬甘草湯＋疎経活血湯
浮腫／脱水症	芍薬甘草湯＋五苓散
高齢者で下半身の衰え	芍薬甘草湯＋牛車腎気丸
血虚	芍薬甘草湯＋十全大補湯
熱中症	芍薬甘草湯＋白虎加人参湯
下腿浮腫・腓腹筋把持痛	芍薬甘草湯＋九味檳榔湯

＊芍薬甘草湯無効時にはそれぞれ単独で使用する。

■ 化膿性関節炎

　小児では上気道感染に続発する血行感染や骨髄炎から発症することが多い。成人では関節内注射など医原性によるものが多い。悪寒、発熱や局所の疼痛、熱感、発赤、腫脹がみられる。関節穿刺や抗菌薬投与が必要となる。漢方治療は症状軽減のために併用して行う（図4 p.120）。

化膿性関節炎	越婢加朮湯＋排膿散及湯

- 効果増強

	桂枝茯苓丸を追加

■ 脱臼整復時

　関節脱臼時にはブロックや全身麻酔を要することがある。鎮痛がないと鎮静が効かないため、両者を用いることになる。芍薬甘草湯は中枢性鎮痛作用と末梢性筋弛緩作用を有するため、整復時の鎮痛・鎮静にも応用できる（図10 p.123）。脱臼が疑われた際に直ちに芍薬甘草湯を服用させると、X線検査などで脱臼や骨折の有無を確認し終わった頃には効果が発現される。ただし、1包だけでは作用が弱いため、3包療法が推奨される。

7. 外科疾患、外傷

■外傷（皮下出血、血腫、腫脹）

　外傷による血腫も瘀血と捉え、部位にかかわらず駆瘀血薬を使用する。治打撲一方は江戸時代に香川修庵によって考案された創薬である。打撲や捻挫による腫脹に用いられる。漢方医学的にも種々の生薬の組み合わせで駆瘀血作用を発揮している（**表12**）。治打撲一方をはじめ、多くの漢方薬は抗酸化作用を有しており、この抗炎症作用が腫脹軽減に関与する（**図15** p.126）。耳介血腫、爪下血腫、関節血腫では穿刺による血腫除去を行うこともあるが、治打撲一方を用いることで穿刺頻度は減少する。縦隔血腫や腹壁下血腫など、血腫除去が困難な部位にも有用である。多発外傷などで疼痛が高度の場合はフェンタニルやNSAIDsを併用してもよい。

　小児の頭部外傷で嘔気が強い場合、漢方薬のニオイが嘔気を誘発するため、五苓散服用を先行させる（五苓散ファースト療法）。治打撲一方には大黄が含有されているが、急性期であれば、小児に用いても下痢をすることはほとんどない。逆に瀉下作用を期待するのであれば、軟便になるぐらいの服用量が必要である。

内出血、血腫、腫脹	治打撲一方
小児の頭部外傷	五苓散

• 効果増強

頭部外傷、頸椎捻挫（頭痛、嘔気）	治打撲一方＋五苓散
便秘なし	治打撲一方＋桂枝茯苓丸
便秘あり	治打撲一方＋通導散
慢性化、しびれ	治打撲一方＋疎経活血湯

表12　治打撲一方に含有される生薬の配合効果

配合生薬	作用
川骨＋川芎	打撲によるうっ血を除き、止痛する
樸樕＋川芎	血を巡らし、瘀血を除き、打身、傷、腫瘤を治す
樸樕＋川骨	血を巡らし、瘀血による痛みを治す
樸樕＋大黄	清熱し、瘀血を除く
丁子＋桂皮	温めて血行を促し、うっ血性疾患を治す
桂皮＋甘草	気の上衝*を下げ、精神安定を図る

桂皮3g、川芎3g、川骨3g、甘草1.5g、大黄1g、丁子1g、樸樕3g

■ 創部感染症

　指尖部、踵部など血流不良部位の外傷や糖尿病合併例では、創傷治癒遅延をきたすことがある。抗菌薬の長期投与を避けるためにも漢方薬の併用もしくは単独投与は有効である。創部のケロイド・肥厚性瘢痕は瘀血と捉える（図30 p.136）（ケロイド・肥厚性瘢痕の頁〈p.65〉参照）。体格に合わせて桂枝茯苓丸、治打撲一方、通導散に薏苡仁を加える。

創部感染	排膿散及湯

- 効果増強

難治性	排膿散及湯＋十全大補湯

■ 内痔核

　内痔核は歯状線より内側の静脈叢にうっ血が起こり、その部位が排便時に擦（こす）られて形成されていく。うっ血は瘀血と捉えて駆瘀血薬の投与を行う。便通を改善させることが肝要であり、大黄が少量含有されている乙字湯を併用する。乙字湯は陰部掻痒症にも応用できる。

内痔核	乙字湯＋桂枝茯苓丸

- 効果増強

疼痛	芍薬甘草湯を頓用
痔出血	芎帰膠艾湯（軽度の出血） 黄連解毒湯（高度の出血）

■ 肛門周囲膿瘍

　肛門陰窩から肛門腺に感染が及ぶと肛門周囲炎をきたす。さらに化膿したものが肛門周囲膿瘍で、一部は瘻孔が形成されて痔瘻となる。多くは切開排膿により改善するが、乳児では切開排膿よりも排膿散及湯か十全大補湯の１剤投与を優先してもよい。痔瘻になると免疫力を高めるために十全大補湯を併用する。

肛門周囲炎	排膿散及湯 + 十味敗毒湯
肛門周囲膿瘍	排膿散及湯 + 大黄牡丹皮湯

- 効果増強

痔瘻	排膿散及湯 + 十全大補湯

8. 皮膚疾患

■ 蕁麻疹

　掻痒を伴った一過性の限局性の膨疹で、真皮の一過性の浮腫（水毒）である。温熱刺激で発症することが多い。一般的に急性期の皮膚疾患は表証*であり、発散させて治す（図7 p.121）。湿潤型（膨隆部が赤く、痒みが強い）には消風散、乾燥型には十味敗毒湯を用いる。速効性を期待する場合は越婢加朮湯を併用する。クインケ浮腫にも応用できる。悪寒、頭痛、肩こりに伴い、皮膚症状がみられる場合には葛根湯が奏功する。これは紅斑を太陽病と捉えることで、太陽病の漢方薬が選択できるからである（図30 p.136）。黄連解毒湯に含有される黄連、黄芩、黄柏、山梔子は全て清熱薬であり、発赤、充血、紅斑に用いる。茵蔯蒿湯は茵蔯蒿、山梔子、大黄の3生薬で構成されており、柴胡、黄芩を加えることで強力な清熱作用を発揮する（図25 p.133）。

一般的	消風散 and/or 十味敗毒湯
寒冷刺激	麻黄附子細辛湯、桂麻各半湯
温熱刺激	黄連解毒湯
食事性（食中毒）	茵蔯蒿湯＋小柴胡湯
魚介類	香蘇散
薬剤性	消風散＋越婢加朮湯

・効果増強

大きな膨隆	越婢加朮湯を追加
食事性（便秘傾向）	茵蔯蒿湯＋大柴胡湯
薬剤性	黄連解毒湯を追加

■ 蜂窩織炎

　発赤、熱感、腫脹、疼痛を伴った水毒である。越婢加朮湯の単独投与でも効果は期待できる（図4 p.120）。越婢加朮湯＋排膿散及湯でほぼ解決できるが、必要ならNSAIDsや抗菌薬を併用してもよい。

蜂窩織炎	越婢加朮湯

・効果増強

	越婢加朮湯＋排膿散及湯

■ 帯状疱疹

　帯状疱疹は「大人の水疱瘡」といわれるように、水痘・帯状疱疹ウイルスにより発症する。抗ウイルス薬（バラシクロビル、ファムシクロビルなど）を投与する。病態は発赤、熱感、腫脹、疼痛を伴った水毒であり、越婢加朮湯の適応である（図4 p.120，図30 p.136）。発赤が強い場合は黄連解毒湯を併用する。初期に抗ウイルス薬と越婢加朮湯を用いることで帯状疱疹後神経痛を回避できる。

　帯状疱疹に対して抗ウイルス薬を用いる際には、腎機能障害、中枢神経障害、浮腫、めまいの発症に注意を要する。腎機能障害をきた

す要因としては、1) 帯状疱疹の発症が高齢者に多く、すでに腎機能が低下している、2) 夏季の発症が多いため、脱水をきたしやすく、薬物の結晶化を助長する、3) 薬物活性体の尿中排泄率が高い、4) NSAIDs 併用による、などが考えられる。越婢加朮湯には利水作用があり、NSAIDs の使用も回避できるため、抗ウイルス薬の有害事象の軽減にも有用である。

急性期	越婢加朮湯

• 効果増強

発赤	越婢加朮湯 + 黄連解毒湯

■ 特発性浮腫

　浮腫とは細胞外腔に間質液が貯留し、生じた腫脹が体表面から認識できる状態のことで、漢方医学では水毒と考えて、利水薬を用いる（図31 p.137）。病因不明の浮腫を特発性といい、Thorn の基準では、①朝夕の体重差が 1.4kg 以上、②器質的疾患の除外、③精神障害または感情の不安定、の３つ全てを満たすものとしている。利尿薬は原則、使用しない。浮腫は漢方薬のよい適応である。なお、C1 インヒビターの欠損または機能障害に起因して発症する遺伝性血管性浮腫では、C1 インヒビター補充療法が必要となる。

　リンパ管腫はリンパ管の形成異常が原因で生じる先天性の疾患で、組織学的には良性である。増生、拡張したリンパ管の中にリンパ液が貯留し腫瘤や水疱がみられることから、漢方医学的には水毒と捉えて越婢加朮湯が用いられる。

全身性	越婢加朮湯
上半身	苓桂朮甘湯 + 五苓散
下肢	防已黄耆湯 + 五苓散
高齢者、夜間頻尿	牛車腎気丸
冷え症、めまい、動悸	真武湯

● 効果増強

全身性	越婢加朮湯 + 柴苓湯
上半身	防已黄耆湯を追加
腰〜下肢の冷え	苓姜朮甘湯を追加

■ ケロイド・肥厚性瘢痕

　ケロイドや肥厚性瘢痕は創部に物理的刺激（張力）が加わりつづけることで、炎症が慢性化して真皮網状層に増殖性変化が生じて発生する。救急外来にも手術施行後数年であっても創部痛を主訴に受診されることがある。物理的刺激を減少させるためには副腎皮質ホルモンのテープも有用であるが、漢方治療も水毒と瘀血に着目すると応用できる。抗炎症作用と利水作用のある柴苓湯（小柴胡湯 + 五苓散）をもとに、慢性化している場合は駆瘀血薬（桂枝茯苓丸、通導散、桃核承気湯、大黄牡丹皮湯）を加える。ケロイドや肥厚性瘢痕は高血圧症や妊娠で悪化するため、高血圧にも有効な黄連解毒湯、通導散、桃核承気湯を併用する。妊娠中であれば、大黄の含有されていない桂枝茯苓丸を選択する。

| | 柴苓湯 + 桂枝茯苓丸 |

- 効果増強

強い熱感、掻痒感	黄連解毒湯を追加
高度な瘢痕	駆瘀血薬（通導散、桃核承気湯、大黄牡丹皮湯）を追加

9. 環境障害

■ 宿酔（しゅくすい）

　五苓散は強力な利水薬である。頭痛、口渇、悪心、嘔吐などは水毒の症状と捉えて五苓散を用いる。飲酒前に予防的に服用してもよい（**表13**）。黄連解毒湯に含有される黄連、黄芩、黄柏、山梔子は全て清熱薬である。飲酒で皮膚が紅潮し掻痒感が強い場合は五苓散より茵蔯五苓散のほうが効く。

表13　時系列でみた宿酔に使用可能な漢方薬

投与時期	漢方薬	使用目標
予防 （飲酒前）	五苓散 黄連解毒湯	
飲酒後	五苓散 黄連解毒湯	口渇 顔面紅潮、頭痛
翌日 （二日酔い）	五苓散 半夏瀉心湯 呉茱萸湯 黄連湯	口渇、嘔吐 腹鳴 頭痛 腹満

頭痛	五苓散
顔面紅潮	黄連解毒湯

- 効果増強

高度の嘔気、頭痛	五苓散＋黄連解毒湯
蕁麻疹	茵蔯五苓散（＋黄連解毒湯）

■ 虫刺症

　ハチ刺症はヒスタミン、セロトニン、ドパミン、ホスフォリパーゼ、プロテアーゼなどにより多彩な症状を呈する。アナフィラキシーショックを合併しない限り、越婢加朮湯単独で対応可能である。ムカデ刺症では毒素を失活させるために患部を温めて治す。そのため、石膏が含有されていない十味敗毒湯を用いる。アブ、ブヨ、セアカゴケグモ、ヒアリ刺症も炎症性腫脹（水毒）が主な病態であるため、越婢加朮湯が応用できる。セアカゴケグモに対しては抗毒素も入手可能であるが、ウマ血清であるため、アナフィラキシーや血清病に注意する。

急性期	越婢加朮湯
創感染（膿疱）	排膿散及湯

- 効果増強

急性期	越婢加朮湯＋柴苓湯

■ 毒蛇咬症

　日本にはマムシ、ハブ、ヤマカガシの3種類の毒蛇が生息している。主成分は出血毒で神経毒も含有されている。主たる病態は血管透過性亢進で、出血傾向による疼痛、腫脹、皮下出血をきたす。初期は炎症性腫脹であるので抗炎症作用のある柴胡と利水作用のある利水薬を組み合わせる。それぞれ、抗毒素もあるが、ウマ血清であるため、アナフィラキシーや血清病に注意する。

毒蛇咬症	越婢加朮湯＋柴苓湯

- 効果増強

皮下出血増悪時	越婢加朮湯＋柴苓湯＋治打撲一方

■ 熱傷・化学損傷

　熱傷の病態は過剰に産生されたケミカルメディエーターによる血管透過性亢進がもたらす全身性の浮腫である。水滞*（水毒）の最たるものであり、広範囲熱傷では五苓散1剤では対応困難で、越婢加朮湯を併用する。気道熱傷単独例では麦門冬湯を用いると排痰が促される。化学損傷では初期に付着した化学物質の除去を行うが、病態は熱傷と同様で、利水作用のある五苓散を用いる。

浮腫、尿量減少	五苓散
疼痛・発赤	越婢加朮湯
気道熱傷	麦門冬湯

9. 環境障害

• 効果増強

| 広範囲熱傷 | 越婢加朮湯＋柴苓湯 |

■熱中症

　熱中症はⅠ度（軽症）：熱痙攣に相当し現場で対処可能、Ⅱ度（中等症）：熱疲労に相当し医療機関での対応が必要、Ⅲ度（重症）：熱射病に相当し集中治療が必要、に分類される。白虎加人参湯に含有されている石膏、知母には強力な清熱作用がある（図6 p.121）。さらに人参には滋潤*作用がある。熱中症の初期対応には水分補給と身体冷却が必要となるが、白虎加人参湯はその対策になる。脱水症が強い場合には、五苓散も有用である。胃痙攣や有痛性筋痙攣を併発していると芍薬甘草湯が必要となる。熱中症予備群（夏やせ、夏まけ）は清暑益気湯で予防する。清暑益気湯には五味子、麦門冬、黄柏が含有されている。五味子には滋潤・止汗作用、麦門冬には滋潤・清熱作用、黄柏には健胃・消炎作用があり、暑さの馴化に適している。

　湯あたり（浴湯反応）に対しても熱中症と同様に身体冷却と水分補給が必要となるため、白虎加人参湯や五苓散で対処する。

| 熱感 | 白虎加人参湯 |
| 胃痙攣・筋痙攣 | 芍薬甘草湯 |

• 効果増強

| 口渇、脱水 | 白虎加人参湯＋五苓散 |
| 予防、馴化 | 清暑益気湯 |

■ 低体温症

　低体温症は熱喪失が熱産生を上回った状態で、寒冷暴露や熱産生障害（低血糖、低栄養、アルコール摂取、甲状腺機能低下症、副腎機能低下症、担癌患者など）で発症する。六病位の少陰病〜厥陰病*に相当する（図7 p.121）。当帰四逆加呉茱萸生姜湯は強力な温裏*補陽作用があるが、速効性はない（図6 p.121）。附子を加えると効果は高まる。

| 低体温症 | 当帰四逆加呉茱萸生姜湯＋麻黄附子細辛湯 |

• 効果増強

| | 附子末（1.5〜3.0g/日）追加 |

■ 凍傷

　凍瘡は寒で瘀血の病態であり、当帰四逆加呉茱萸生姜湯を用いる。うっ血が強く指趾が紫色になるときには桂枝茯苓丸を併用する（図32 p.137）。凍傷は局所の末梢循環障害により組織の壊死をきたした状態である。水疱があると水毒、潰瘍や壊死があると血虚に陥っていると考える（図33 p.138）。したがって、瘀血、血虚、水毒に対応できる漢方薬を選択する。

| 凍傷 | 当帰四逆加呉茱萸生姜湯＋桂枝茯苓丸（治打撲一方） |

• 効果増強

| 水疱 | 五苓散を追加 |
| 潰瘍 | 排膿散及湯を追加 |

9. 環境障害

10. 耳鼻咽喉科疾患

■ めまい症

　中枢性疾患を除外した後、主に末梢性めまいに対して漢方治療を行う。内耳のリンパ浮腫は水毒と捉える。めまいで嘔吐するのは体外へ水分を出すための生体反応の一面もある。救急外来では五苓散の3包療法か五苓散＋苓桂朮甘湯で速効性が期待できる（図26 p.133）。

回転性めまい	五苓散
良性発作性頭位めまい症	苓桂朮甘湯
低血圧	真武湯
平衡障害	苓桂朮甘湯＋四物湯（or 天麻末）
パーキンソン症候群	苓桂朮甘湯＋抑肝散
心因性	香蘇散＋柴胡薬
前庭神経炎、メニエール病	柴苓湯
脳血管障害	釣藤散

- 効果増強

救急外来での速効性期待	五苓散＋苓桂朮甘湯

■ 急性中耳炎

　葛根湯には発汗解表*作用があり、流行性耳下腺炎、外耳炎にも応用可能である（図16 p.127）。細菌性中耳炎では抗菌薬を併用する。

急性中耳炎	葛根湯

- 効果増強

高度の疼痛	葛根湯＋桔梗石膏
胃腸障害、発熱時	葛根湯＋小柴胡湯加桔梗石膏

■ 急性扁桃炎・流行性耳下腺炎

　葛根湯には発汗解表作用があり、消炎解熱作用のある石膏と排膿去痰作用のある桔梗を合わせる（図4 p.120，図16 p.127）。扁桃周囲膿瘍では小柴胡湯と抗菌薬を併用する。葛根湯＋桔梗石膏＋小柴胡湯では3剤になるため、葛根湯＋小柴胡湯加桔梗石膏を用いる。

　流行性耳下腺炎においては、小児では髄膜炎を、成人では精巣炎の合併に注意する。小柴胡湯単独でも症状緩和に有用ではあるが、当初から桔梗石膏を加えて清熱させる（図4 p.120，図15 p.126）。

急性扁桃炎	葛根湯＋桔梗石膏
流行性耳下腺炎	小柴胡湯加桔梗石膏

- 効果増強

膿栓	葛根湯＋小柴胡湯加桔梗石膏
高度の咽頭痛	葛根湯＋桔梗湯★
流行性耳下腺炎（精巣炎）	小柴胡湯加桔梗石膏＋竜胆瀉肝湯

★桔梗湯はうがいをするように服用する（図8 p.122）。

10．耳鼻咽喉科疾患

■ 鼻出血

　キーゼルバッハ部位からの出血が最も多く、漢方薬は冷服させる。黄連解毒湯に含有される黄連、黄芩、黄柏、山梔子は全て清熱薬である。また、山梔子には止血作用もある。芎帰膠艾湯には止血作用のある阿膠、艾葉、補血*作用のある地黄、芍薬、当帰、川芎、阿膠が含有されており、冷え症の補血薬として用いられる。小児に対しては温清飲（黄連解毒湯＋四物湯）の含有された柴胡清肝湯で体質改善を図る（図34 p.138）。

顔面紅斑、小児	黄連解毒湯
冷え症	芎帰膠艾湯

- 効果増強

高血圧、便秘	黄連解毒湯＋三黄瀉心湯
月経時	桂枝茯苓丸＋芎帰膠艾湯
虚弱	黄連解毒湯＋芎帰膠艾湯
小児（反復性）	柴胡清肝湯

■ 鼻炎・副鼻腔炎

　くしゃみ、鼻汁、鼻閉、微熱などの症状は太陽病に相当する（図7 p.121）。太陽病でありながら炎症や熱が強く陽明病に跨がる場合には、発汗療法で温めて、汗を出す葛根湯に、頭痛を治す川芎と鼻閉を治す辛夷を加えた葛根湯加川芎辛夷を用いる（図16 p.127）。乳児の鼻閉に対しては麻黄湯を用いる。葛根湯加川芎辛夷と薏苡仁の併用は蓄膿症にも有用である。ただし、後鼻漏、鼻閉が持続する場合は辛夷清肺湯に変更する。

| 鼻炎、副鼻腔炎 | 葛根湯加川芎辛夷 |

- 効果増強

高熱	葛根湯加川芎辛夷＋桔梗石膏（or 小柴胡湯加桔梗石膏）
鼻汁	葛根湯加川芎辛夷＋薏苡仁

11. 泌尿器疾患

■ 尿路結石症

　救急外来における尿路結石の頻度は高い。尿管の平滑筋の痙攣性疼痛に対して芍薬甘草湯の3包療法を行う（図10 p.123）。排石を促進させるために猪苓湯か大建中湯で後押しする。血尿が強い時には止血作用のある猪苓湯合四物湯を用いる。尿道損傷にも同様の治療が応用できるが、疼痛が強い場合はブプレノルフィンかペンタゾシンの筋注を先行させたほうが症状の改善は速い。

発作時	芍薬甘草湯＋大建中湯

- 効果増強

排石促進	猪苓湯（or 猪苓湯合四物湯）を追加

- 経穴（ツボ）の刺激

　尿管結石に伴う疝痛に関してはツボの刺激も有用である。志室を指圧するか鍼を施術する（図35 p.139）。

■ 尿路感染症

　細菌性感染症では抗菌薬が主となる。冷え症では尿路感染症が長期化することがある。冷えを改善させることは感染予防にもなる。

一般的	猪苓湯
血尿	猪苓湯合四物湯

- 効果増強

	猪苓湯＋竜胆瀉肝湯

■ 陰嚢水腫

　陰嚢水腫は先天性と後天性に大別される。先天性交通性陰嚢水腫は乳幼児に多くみられ、腹膜鞘状突起の閉鎖不全や発育過程における腹圧の上昇、腹水の増加による精巣周囲への腹腔液の貯留により生じる。後天性は成人に多くみられ、炎症、外傷、腫瘍などにより発症する。症状が改善しない場合は穿刺や手術適応となるが、その前に漢方治療を試みてもよい。

　基本的には水毒の治療を行う。五苓散が基本だが、炎症が強い場合は柴苓湯に変更する。熱感が強いと越婢加朮湯のほうがよい。長引く場合は駆瘀血薬（桂枝茯苓丸など）を併用する。

小児	五苓散
成人	越婢加朮湯

- 効果増強

小児	五苓散＋小建中湯
成人	越婢加朮湯＋五苓散

12. 産婦人科疾患

■ 妊婦の急性上気道炎・インフルエンザ

妊娠中の薬物投与に関しては催奇性や流産を心配して我慢することがある。大黄、芒硝、桃仁、紅花、枳実、檳榔子などの生薬を含有している漢方薬を避ければ、短期間、漢方治療を行い、早期に症状を軽減させることができる（表14）。

表14　妊娠中に使用可能な漢方薬

漢方薬	疾患・症状	効果増強
当帰芍薬散	切迫流産	香蘇散
五苓散	悪阻、浮腫	当帰芍薬散
小半夏加茯苓湯	悪阻	二陳湯
半夏厚朴湯	悪阻	二陳湯
六君子湯	食欲不振	香蘇散
柴苓湯	妊娠中毒症	香蘇散
香蘇散	感冒、悪阻	小柴胡湯
麦門冬湯	咳嗽	半夏厚朴湯
芍薬甘草湯	腓返り	当帰芍薬散

| 急性上気道炎 | 香蘇散 |

- 効果増強

高熱	香蘇散＋小柴胡湯（頓服）
激しい咳嗽	香蘇散＋麦門冬湯
嘔気	香蘇散＋小半夏加茯苓湯（or 半夏厚朴湯）
高度の浮腫	香蘇散＋当帰芍薬散

■ 悪阻

妊娠中も服用可能な漢方薬はある（**表14**）。感冒だけではなく、悪阻は漢方治療のよい適応である。嘔気を軽減させるために冷服させる。しぼり生姜を少量加えると効果が高まる。

| 悪阻 | 小半夏加茯苓湯 |
| | 半夏厚朴湯（小半夏加茯苓湯のほうが速効性あり） |

- 効果増強

| 高度の嘔気、嘔吐 | 二陳湯を追加 |

■ 妊娠高血圧症候群

　一般に妊娠中は血管抵抗の減少に伴って血圧が低下傾向になり、下肢もむくみやすくなる。妊娠高血圧症候群（pregnancy induced hypertension: PIH）では高血圧、浮腫、蛋白尿がみられる。子癇は妊娠中（20週以降）の痙攣発作で、PIHは必ずしも重症ではない。当帰芍薬散は利水薬に分類され、安胎薬としても知られている。重症PIHではニカルジピ

ン投与が必要となるが、当帰芍薬散＋香蘇散は子癇の予防になる。

| PIH | 当帰芍薬散＋香蘇散 |

- 効果増強

| 高度の浮腫 | 五苓散を追加 |

■ 乳腺炎

化膿性乳腺炎や大柴胡湯使用時は授乳を控える（**附1** p.98参照）。葛根湯は乳汁分泌不全にも応用できる。

| 急性うっ帯性 | 葛根湯 |
| 化膿性 | 葛根湯＋排膿散及湯 |

- 効果増強

| 発熱時 | 葛根湯＋小柴胡湯 |
| 発熱・便秘時 | 葛根湯＋大柴胡湯 |

■ 月経困難症

発症時と予防の漢方治療は異なる。症状の強い症例は冷え症が多く、冷え症の治療も平行して行う。

| 月経痛 | 安中散＋芍薬甘草湯 |

- 効果増強

| 腹部の冷え、腹痛 | 大建中湯を追加 |
| 軟便・下痢 | 当帰建中湯を追加 |

13. 眼科疾患

　眼部に対しても他疾患と同様に気血水や六病位の理論に則り、漢方治療を行う。また、漢方医学の五臓論*では、瞳孔は腎、虹彩は肝、結膜は肺、内眥・外眥は心、眼瞼周囲は脾に属するため、それぞれに適応する漢方薬を応用することもある（図36 p.139）。

■ 結膜炎

　結膜の充血と眼脂が主症状となる。太陽病と捉えて葛根湯が第一選択になる（図16 p.127）。アレルギー性結膜炎で救急外来を受診することは少ないが、五虎湯＋小青竜湯を用いる。

結膜炎	葛根湯

• 効果増強

結膜充血、浮腫	葛根湯＋越婢加朮湯（or 桔梗石膏）

■ 結膜下出血

　外傷や術後に生じるが、誘因が明らかでない場合も多い。自然吸収されるのを待てばよいが、他人に指摘されて慌てて受診することもある。

結膜下出血	黄連解毒湯

- 効果増強

高血圧、便秘	黄連解毒湯＋三黄瀉心湯
瘀血の徴候	黄連解毒湯＋桂枝茯苓丸
外傷	黄連解毒湯＋治打撲一方

■ 結膜浮腫

　種々の原因で血管透過性の亢進により、容易に浮腫を生じる。麻黄、石膏で結膜浮腫を治す（図3 p.119）。

結膜浮腫	越婢加朮湯

- 効果増強

アレルギー性	越婢加朮湯＋麻杏甘石湯

■ 急性緑内障発作

　閉塞隅角緑内障は急性発作をきたすことがある。速やかに眼科医に紹介する必要があるが、対処療法として漢方治療を併用する。越婢加朮湯は麻黄、石膏、蒼朮により、前房水を利水して眼圧を下げる（図3 p.119）。

緑内障	越婢加朮湯

- 効果増強

高度の眼痛	越婢加朮湯＋五苓散

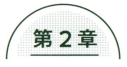

第2章
急性期の漢方臨床〈集中治療（ICU）編〉

各論

■ 脳浮腫

脳浮腫の機序について、血液脳関門が障害されて血管透過性が亢進し、血清蛋白の漏出により水分が主として細胞外腔に溜まる vasogenic edema と、代謝異常により細胞膜のイオンの出入りが障害され、主として細胞内に水分が溜まる cytotoxic edema の２つの型が考えられているが、いずれにせよ、漢方医学では水毒と捉える。現在ではアクアポリンの関与が明らかになってきたが、五苓散にはアクアポリンを制御する作用がある（図13 p.125）。五苓散は硬膜下血腫にも症状悪化を防止する効果がある。

| 脳浮腫 | 五苓散 |

・効果増強

| 発熱 | 柴苓湯 |
| 出血合併 | 五苓散＋治打撲一方（or 桂枝茯苓丸） |

■ ICU-AD (acquired delirium)：せん妄

漢方薬だけでは速効性に欠ける面があり、抑肝散、スボレキサント、

ラメルテオンの3剤で著効する症例が多い。予防的に使用するほうがよい。

顔色不良（青い怒り）	抑肝散
顔面紅潮（赤い怒り）	黄連解毒湯

- 効果増強

興奮時	抑肝散＋黄連解毒湯
胃弱	抑肝散加陳皮半夏に変更

■ 不眠

ICU在室中、ICU退室後、退院後に生じる運動機能、認知機能、精神の障害などは包括して、Post-Intensive Care Syndrome（PICS）といわれる。その要因には①疾患の重症度、②治療・ケアの介入（人工呼吸、気道吸引、カテーテル、血液浄化療法、薬剤、検査、体位変換など）、③ICUの環境要因（アラーム音、閉鎖空間、二次感染リスクなど）、④患者の精神的要因（不眠、精神的ストレス、病状や社会的背景に対する不安など）があり、不眠も重要な因子である（図37 p.140）。

漢方薬には睡眠導入薬のような速効性は期待できないが、鎮静作用のある生薬（釣藤鈎、酸棗仁、竜骨、牡蛎、遠志、小麦など）が配合された漢方薬で鎮静を図る。一般的には酸棗仁湯を用いるが、ICUでは興奮状態を抑える抑肝散のほうが有効である。抑肝散は神経炎症の要因であるミクログリアの活性化を抑制する。抑肝散加陳皮半夏は抑肝散に陳皮と半夏を加えて胃腸障害を予防している。ICUではストレス性潰瘍の危険性も高く、抑肝散加陳皮半夏を使用したほうが有用である。また、陳皮の成分であるノビレチンやシネンセチンには抗認知症

作用を有することも明らかになっている。興奮状態が強い場合には、黄連、黄芩、山梔子などの清熱作用のある黄連解毒湯を追加する。小児では抑肝散加陳皮半夏を用いる。夜泣きや痙攣がある場合は甘麦大棗湯を併用する。

　ICU 退室後に、滞在中のことをあまり覚えていない状態は心的外傷後ストレス障害（post-traumatic stress disorder : PTSD）である。PTSD には桂枝加芍薬湯（or 桂枝加竜骨牡蛎湯）と四物湯を併用する。

　なお、PICS の概念はフレイルの概念とも共通する。サルコペニアは筋力の低下によって俊敏性が失われて転倒・骨折しやすくなる身体的問題を意味する。一方、フレイルとは、高齢期に生理的な予備能が低下することでストレスに対する脆弱性が亢進し、生活機能障害や要介護状態に陥りやすい状態のことで、身体的フレイル、精神・心理的フレイル、社会的フレイルの3つのドメインからなる。このようにフレイルでは精神的問題にも踏み込んでおり、心身一如*を旨とする漢方医学と治療の方向性も一致する。身体的にも精神的にも虚弱な状態は、漢方医学では虚証と捉えて治療の対象となる。すなわち、フレイルの漢方治療は PICS の治療と相互関係にあるといえよう（図 38 p.141）。

興奮	抑肝散加陳皮半夏
高血圧傾向	柴胡加竜骨牡蛎湯

- 効果増強

顔面紅潮	抑肝散加陳皮半夏＋黄連解毒湯
術後	人参養栄湯

■ 胃内容停滞

重症患者では胃蠕動抑制が起こり、胃管から栄養管理を行ってもいつまでも胃に留まることがある。そのような症例に漢方治療は有効である。六君子湯は胃排出促進作用がある（図12 p.125）。また、六君子湯には食欲増進作用もあり、早期経腸栄養のためにも有用である。

胃蠕動抑制	六君子湯

- 効果増強

腸管ガス多量	六君子湯＋大建中湯
虚弱	六君子湯＋香蘇散

■ イレウス

イレウスとは腸蠕動不全による腸管の運動機能障害であり、腸閉塞とは区別する。機能的イレウス（麻痺性、痙攣性）が漢方治療の適応となる。術後は冷えがなくても大建中湯を活用できる。大建中湯には腸管の運動亢進作用、血流増加作用、抗炎症作用などが明らかになっている（図11 p.124）。ストレスで気の巡りが悪くなると気滞となり、腹部膨満が起こる。そのような状態に理気薬である半夏厚朴湯を用いる。茯苓飲は胃炎に用いられるが、ICUでは急性胃粘膜障害の予防にプロトンポンプ阻害薬やH_2ブロッカーを投与することが多い。その予防を兼ねて茯苓飲合半夏厚朴湯を用いてもよい。

小腸蠕動不良	大建中湯
腹部膨満、巨大結腸	半夏厚朴湯（or 茯苓飲合半夏厚朴湯）
大腸蠕動不良	大承気湯

- 効果増強

腸管ガス多量	大建中湯＋半夏厚朴湯（or 茯苓飲合半夏厚朴湯）
便秘	大建中湯＋大承気湯

■ 肝機能障害

　急性肝炎は肝のびまん性急性炎症で肝細胞障害を反映して AST、ALT 値の上昇を示す。重症化、劇症化防止のためにステロイド投与が行われる。炎症抑制のためには種々の柴胡薬が有用であるが、インターフェロン製剤との併用禁忌や間質性肺炎への懸念から使用が敬遠される傾向にある（表15）。小柴胡湯は抗炎症薬であり、本来、急性期に短期間使用するものである。慢性肝炎に漫然と小柴胡湯を投与することは、血圧低下している症例に降圧薬を投与するようなもので、控えるべきであろう。このように急性肝炎と慢性肝炎では漢方治療は大きく異なる。慢性肝炎や肝硬変の末期は虚証であり、補中益気湯や十全大補湯などの補薬を使用するべきである。茵蔯蒿湯には瀉下作用や駆瘀血作用のある大黄が含有されている。また、茵蔯蒿はビリルビンの代謝を促進させるが（図14 p.126）、漢方医学でも黄疸の聖薬（特効薬）といわれてきた。種々の症状に対して、聖薬という先達の教えを活用できよう（表16）。

黄疸	茵蔯蒿湯

- 効果増強

	茵蔯蒿湯＋小柴胡湯

表 15　急性肝機能障害に使用可能な漢方薬

	柴胡薬	駆瘀血薬	清熱利湿*薬	利水薬
実証	大柴胡湯	桃核承気湯	茵蔯蒿湯 三黄瀉心湯	柴苓湯 五苓散
中間	小柴胡湯 柴胡桂枝湯	桂枝茯苓丸	茵蔯蒿湯 茵蔯五苓散 黄連解毒湯	茵蔯五苓散
虚証	加味逍遙散 柴胡桂枝乾姜湯	当帰芍薬散 四物湯	茵蔯五苓散	

表 16　漢方薬の聖薬とその応用

a. 生薬

対象	生薬	作用
黄疸	茵蔯蒿	減黄、解熱*
女性（血の道症）	香附子	行気（気滞を改善させる）
女性（瘀血）	大黄	通便、清熱、駆瘀血
女性（血虚）	当帰	補血、回陽*、安胎、通便

b. 漢方薬

対象	漢方薬
黄疸	茵蔯蒿湯
安胎	当帰芍薬散
女性（血虚）	四物湯
悪阻	小半夏加茯苓湯
産後	芎帰調血飲第一加減
高齢者	八味地黄丸
小児（虚弱）	小建中湯
小児（発熱）	小柴胡湯

■ 急性膵炎

急性膵炎では左側優位の胸脇苦満がみられ、抗炎症薬である柴胡薬を併用する（図18 p.129，図27 p.134）。急性膵炎に対して早期の経腸栄養は感染合併症の発生率を低下させる。そのため、人工呼吸管理中であっても漢方薬は経鼻胃管や十二指腸チューブから投与する（図8 p.122）。重症急性膵炎では高メディエーター血症となり、血管透過性が亢進する。そのため、全身性の浮腫が高度になる（水毒）。Cullen徴候やGrey-Turner徴候は血性浸出液が皮下組織に沈着することで発症するが、これは瘀血と捉えることができる。重症では腹満や両側の胸脇苦満が著明であり、柴苓湯（小柴胡湯＋五苓散）を栄養剤と同時に開始する。腸管浮腫による嘔吐にも効果がある。黄連解毒湯には清熱作用がある（図25 p.133）。経過が長くなった場合に芍薬の鎮痛作用を期待して柴胡桂枝湯に変更・追加してもよい。重症例では麻痺性イレウスも併発するため、大建中湯も活用できる。

膵炎	柴苓湯＋黄連解毒湯

・効果増強

炎症が高度	柴苓湯＋黄連解毒湯＋四逆散（or 柴胡桂枝湯）
皮下出血	柴苓湯＋黄連解毒湯＋桂枝茯苓丸
麻痺性イレウス	柴苓湯＋大建中湯

■ 創傷治癒遅延

低温熱傷や広範囲熱傷で創傷治癒に時間がかかる場合に十全大補湯を用いる。感染徴候がみられれば、排膿散及湯を加える。褥瘡などが壊死組織に覆われている場合はデブリドマンも行う。壊死組織を除去

せずに十全大補湯をつづけると皮膚の発赤をきたすことがある。

　長期にわたり中心静脈カテーテル留置が必要な症例に十全大補湯を服用させておくと、カテーテル交換の頻度が減少する。

| 創傷治癒遅延 | 十全大補湯 |

- 効果増強

| 化膿創 | 十全大補湯＋排膿散及湯 |

■ 敗血症

　敗血症の原因は細菌、真菌、ウイルスなど多岐にわたり、感染巣制御や抗菌薬療法が必須となる。原因微生物からは外因性因子 Pathogen-Associated Molecular Patterns（PAMPs）が産生され、その刺激で免疫担当細胞が反応を起こし、内因性因子 alarmins が産生され、敗血症性ショックを引き起こす（図39 p.142）。敗血症では全身性炎症反応症候群（Systemic Inflammatory Response Syndrome: SIRS）が進行し、炎症性サイトカインをはじめとしたケミカルメディエーターが過剰に産生される。そのため、血管透過性の亢進が起こる（水毒）。敗血症を漢方治療単独で治療することはないが、抗炎症作用を期待して、小柴胡湯や小柴胡湯＋五苓散である柴苓湯を併用する。小柴胡湯には抗酸化作用や TNF（tumor necrosis factor）抑制作用などが認められている。

　心拍出量の増加や末梢血管の拡張がみられる Warm shock に対しては敗血症診療ガイドラインが作成されており、治療が標準化されている。一方、心拍出量の低下や末梢血管の収縮がみられる Cold shock に対しては確たる治療法はない。

Warm shock は三陽合病*（陽明病期が主）に相当するため、柴苓湯や大承気湯を投与する（図 7 p.121，図 22 p.131）。高熱に対して、大承気湯には解熱効果もある。Warm shock から Cold shock の移行期は多臓器不全に進展しており、合病や併病が混在した状態であり（図 40 p.143）、気血水からみても、瘀血、血虚、水滞、気虚が混在した病態で、駆瘀血薬も併用する必要がある。Cold shock では網状皮斑（mottled skin）がみられ、腸管壊死（非閉塞性腸管虚血症）の危険性も出てくる。Cold shock の末期は厥陰病に相当し、附子が有用である（図 3 p.119）。附子には温熱作用、強心作用、鎮痛作用、新陳代謝亢進作用、利水作用などがある。IL-18 といったサイトカイン産生抑制作用や抗酸化作用があることも明らかになっている。ただ附子は単独で投与できないため、柴苓湯、桂枝茯苓丸、四物湯などと併用する。

quick SOFA ≧ 2	小柴胡湯（or 柴苓湯）
高熱	大承気湯

* quick SOFA（qSOFA）：①呼吸数 22 回／分以上、②精神状態の変化、③収縮期血圧 100 mmHg 未満の 3 項目のうち、2 項目以上を敗血症疑いと診断する。ただし、漢方治療は qSOFA の点数に関係なく、臨床症状に合わせる。急性閉塞性胆管炎や敗血症性肝不全など黄疸が認められる場合は、大承気湯の代わりに茵蔯蒿湯を用いる。

• 効果増強

Warm shock	柴苓湯＋大承気湯
Cold shock	柴苓湯＋附子＋桂枝茯苓丸

■ 難治性感染症

　MRSA（Methicillin-resistant *Staphylococcus aureus*）や MDRP（Multi-drug resistant *Pseudomonas aeruginosa*）などは抗菌薬で対応するのは困難である。漢方治療で免疫能を高めて、本治を目指す（図5 p.120）。貧血がなければ、補中益気湯のほうが服用しやすい。貧血、冷えがあれば十全大補湯に変更する。人参養栄湯に含有される五味子には鎮咳作用、滋潤・止汗作用があり、間質性肺炎など呼吸障害のある場合に用いる。コウジン（紅参）は滋養強壮作用がある。人参（紅参）＋五味子は気を補い、呼吸促迫を改善させる。

易疲労・術後	補中益気湯
貧血	十全大補湯
呼吸器疾患	人参養栄湯

- 効果増強

	コウジン末（1.5〜3.0g/日）を追加

■ 破傷風

　破傷風は *Clostridium tetani* が産生する外毒素により、強直性痙攣や多彩な自律神経系過緊張を引き起こす感染症である。筋痙攣（痙笑、牙関緊急、後弓反張など）に対して漢方治療を用いるが、自律神経系過緊張も軽減できる印象がある（表17 p.24）。葛根湯に含有されている葛根、芍薬、甘草には鎮痙・鎮痛作用がある。また、麻黄、桂皮には鎮痛作用があるため、古来、葛根湯が破傷風の治療に用いられてきた。破傷風による全身性筋痙攣は高度であり、短期間であるが甘草と芍薬の投与量を増加させるため、芍薬甘草湯を併用させる（図10 p.123）。ただ、甘草には偽アルドステロン症をきたす可能性があるため、症状が軽減すれば、速やかに減量させる（附1 p.98参照）。

全身型	葛根湯＋芍薬甘草湯
局所型	大柴胡湯（and/or）芍薬甘草湯

- 効果増強

せん妄	大承気湯＋芍薬甘草湯

■ コンパートメント症候群

　伸展性に乏しい皮膚や筋膜に被覆された組織が高度に腫脹したり（水毒）、急激に血腫が増大したり（瘀血）すると、内部組織が内圧の上昇によって筋壊死や神経障害をきたすことがある（コンパートメント症候群）。主たる病態は水毒と瘀血であるため、利水と駆瘀血を行う。疼痛が強い場合は芍薬甘草湯を併用する。コンパートメント圧（30 mmHg 以上）が上昇しつづける場合は皮膚や筋膜を切開する必要がある。

腫脹	五苓散＋治打撲一方

- 効果増強

高度の疼痛、腫脹	柴苓湯＋治打撲一方＋芍薬甘草湯

各論

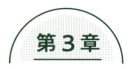

災害医療に応用できる漢方

"今そこにある漢方薬"の有効活用

　災害時には医療ニーズ（需要）と医療資源（供給）との不均衡が生じる（図41 p.143）。超急性期はDMATなどの災害医療支援チームが中心となって、傷病者に対応するが、その後の被災地支援において、限定された医療資源の中では鍼灸治療とともに漢方治療も活用すべきであろう（図42 p.144）。

　西洋薬が不足している状況では漢方薬も不足しているため、『今そこにある漢方薬』を使いこなさざるを得ない。そのため、病名処方的な使い方も容認されるが、限りある医療資源の有効活用のため、1剤で対応すべきである。また、被災地支援に当っては1剤で多くの症状に対応できる漢方薬（異病同治）を選択すべきである（表18）。

非常時に有用な漢方の診療方法

　停電、断水などライフラインが制限されると検査機器も使用できなくなる。一方、漢方の診療方法（舌診、脈診、腹診など）は機器を必要とせず、非常時にも有用である（図18 p.129、図26 p.133、図27 p.134）。

　舌診では舌質と舌苔の2つをみる（図43 p.144）。舌質では色調、形状、状態をみる。舌色が淡紅色であれば、正常である。白色であれば寒状、紅色であれば熱状である。形状でが胖大で歯痕*があれば、水毒、気虚である。痩薄であれば、陰虚である。舌状では瘀斑や舌下静脈の

表18　災害医療に携行すべき漢方薬15処方

漢方薬	効能・効果
葛根湯	急性上気道炎、頭痛、中耳炎、鼻炎、副鼻腔炎、扁桃炎、結膜炎、乳腺炎、頸肩腕症候群、局所型破傷風、蕁麻疹、夜尿症
小柴胡湯	気管支炎、肺炎、胃炎、肝機能障害、胆嚢炎、胆石症、扁桃炎、耳下腺炎、リンパ腺炎、熱中症
小青竜湯	鼻炎、気管支炎、気管支喘息、アレルギー性結膜炎、花粉症、中耳炎
五苓散	浮腫、胸水、腹水、嘔吐、下痢、頭痛、めまい、宿酔、熱傷、熱中症、急性胃腸炎、糖尿病、硬膜下血腫、三叉神経痛、帯状疱疹後神経痛、腎機能障害
越婢加朮湯	蜂窩織炎、帯状疱疹、動物咬傷、痛風発作、偽痛風、熱傷、腎炎、ネフローゼ、湿疹、関節炎
芍薬甘草湯	有痛性筋痙攣、腓返り、破傷風、歯痛、胃痛、腹痛、胆石発作、尿管結石症、吃逆、夜驚症、夜啼症、口内炎
半夏厚朴湯	不安神経症、咽喉頭異常感症、神経性胃炎、胃食道逆流症(GERD)、動悸、不眠、悪阻、嗄声、気管支炎
黄連解毒湯	鼻出血、喀血、吐血、痔出血、高血圧症、皮膚掻痒症、蕁麻疹、アトピー性皮膚炎、口内炎、胃炎、宿酔、せん妄、不眠、神経症
抑肝散	神経症、不眠、せん妄、歯ぎしり、夜驚症、夜啼症、パーキンソン病、緊張型頭痛、月経前症候群
六君子湯	胃もたれ、食欲不振、胃炎、抑うつ、非びらん性胃食道逆流症(NERD)、機能性ディスペプシア(FD)、悪液質、慢性膵炎
小建中湯	腹痛、下痢、腸炎、虚弱、過敏性腸症候群、潰瘍性大腸炎、慢性膵炎、小児夜尿症
八味地黄丸	腰痛、坐骨神経痛、腓返り、前立腺肥大、排尿障害、糖尿病性神経障害、高血圧症、腎炎、膀胱炎、慢性腎不全、小児夜尿症、冷え症
桂枝茯苓丸	月経不順、月経困難症、子宮内膜症、子宮筋腫、不正性器出血、更年期障害、腹膜炎、打撲・捻挫、凍傷、痔疾患、睾丸炎、頭痛、肩こり、腰痛、便秘、不眠、動悸、高血圧症、甲状腺腫、湿疹、尋常性痤瘡、鼻出血、冷え症
苓桂朮甘湯	めまい、動揺病、神経症、動悸、頭痛、起立性調節障害、パニック発作
補中益気湯	食欲不振、抑うつ、虚弱、多汗症、盗汗、感冒回復期、中耳炎、脱肛、子宮脱、痔疾患、不眠、低血圧、慢性疲労症候群、難治性感染症、ナルコレプシー、慢性鼻炎、慢性副鼻腔炎、慢性胃炎、慢性肝炎、慢性腎炎、慢性腎不全、尿失禁、甲状腺機能低下症

怒張があれば、瘀血(おけつ)である。裂紋(れつもん)は陰虚で抗癌剤の投与時にみられる。地図状であれば、気虚(特に脾虚)であり、神経性胃炎や免疫・アレルギー疾患の際に認められる。舌苔(ぜったい)は剥離した上皮細胞、食物残渣、分泌物(唾液、粘液)、細菌・真菌などが、糸状乳頭の間隙に蓄積したものである。舌苔は病状の進行度により変化する。正常や軽度であれば薄苔であり、徐々に厚くなる。慢性期では無苔となる。鏡面状は気血両虚を反映する。

脈診では浮(ふ)・沈(ちん)(表・裏を反映)、遅(ち)・数(さく)(寒・熱を反映)、強・弱(実・虚を反映)を確かめる。一番重要なのは浮・沈であり、風邪の鑑別に有用である。表寒であれば葛根湯、裏寒であれば麻黄附子細辛湯、浮沈中間であれば、小柴胡湯の投与を考慮する。

もちろん、西洋医学的診察法(腹膜刺激症状の有無など)と併用することで、診療の質がさらに高まるであろう。

被災者の心理状況と漢方治療

被災者の心理状況も時間とともに変化する(図44 p.145)。初期の数日は茫然自失期で、その後の数ヵ月はハネムーン期となる。その後、幻滅期が長くつづき、やがて再建期となる。

それぞれの時期に応じて漢方薬を使い分ける必要があるが、医療資源の不足が懸念される幻滅期までの漢方治療をいかに施すかが鍵となろう。特に幻滅期にはPTSDにも注意を要する。

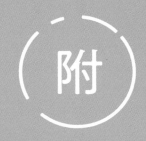

1. 注意すべき副作用

　急性期疾患に対する漢方治療を行う期間は慢性疾患に比べて特段に短いため、頻度は低いが、アレルギーはどんな漢方薬においても起こり得る。特に桂皮（シナモン）による皮膚症状に注意する。地黄では胃部不快感などの軽度の消化器症状が出現することがある。人参湯や六君子湯などの消化器疾患に有用な漢方薬を併用してもよいが、虚弱体質用の漢方薬に変更して服用をつづける（表19）。

　以下に生薬別に、主要活性成分の作用から予測可能で、予防と対処が必要となる副作用について記載する。

甘草

● 主な漢方薬

8g	:	甘草湯
6g	:	芍薬甘草湯
5g	:	甘麦大棗湯
3g	:	小青竜湯、排膿散及湯、芎帰膠艾湯、桔梗湯、黄芩湯、人参湯
2.5g	:	半夏瀉心湯、銀翹散
2g	:	葛根湯、葛根湯加川芎辛夷、桂枝湯、小柴胡湯、小柴胡湯加桔梗石膏、柴胡桂枝湯（1.5g製剤あり）、柴胡桂枝乾姜湯、越婢加朮湯、柴苓湯、小建中湯、通導散、当帰四逆加呉茱萸生姜湯、麦門冬湯、白虎加人参湯、麻杏甘石湯、麻杏薏甘湯、苓桂朮甘湯、苓甘姜味辛夏仁湯、乙字湯、苓姜朮甘湯
1.5g	:	麻黄湯、香蘇散、十全大補湯、川芎茶調散、治打撲一方、補中益気湯、抑肝散、抑肝散加陳皮半夏、立効散、四逆散、加味逍遙散、清心蓮子飲（2g製剤あり）
1g	:	安中散、十味敗毒湯（1.5g製剤あり）、消風散、疎経活血湯、釣藤散、清肺湯、清暑益気湯、胃苓湯、人参養栄湯、六君子湯、柴胡清肝湯、竜胆瀉肝湯（1.5g製剤あり）、女神散、滋陰至宝湯、加味帰脾湯、梔子柏皮湯、酸棗仁湯

表19 体質で鑑別できる漢方薬

実証用	虚証用
麻黄湯 脈浮。発熱。全身関節痛	麻黄附子細辛湯 脈沈。悪寒が強い。喉ちく風邪*
小青竜湯 咳嗽	苓甘姜味辛夏仁湯 虚弱者
小柴胡湯 炎症反応全般	補中益気湯 虚弱者
葛根湯 項背強痛	真武湯 新陳代謝低下
清肺湯 粘稠痰が多い	滋陰至宝湯 虚熱(微熱、盗汗、咳嗽)
柴胡加竜骨牡蛎湯 ストレスに対向中。胸脇苦満	桂枝加竜骨牡蛎湯 ストレスに負けた。神経過敏(煩驚*)
女神散 症状が不変	加味逍遙散 症状が変化する
八味地黄丸 冷えと火照りが交互にある	清心蓮子飲 冷え症、神経質
半夏瀉心湯 色も臭気もある下痢	人参湯 下痢は軽度で胃部症状あり。唾液が多い
桂枝茯苓丸 体力中等度。血虚、水毒の症状が少ない	当帰芍薬散 冷え症、水毒
茵蔯蒿湯 腹満、便秘	梔子柏皮湯 胸脇苦満なし。水毒症状なし。

● 偽アルドステロン症

　甘草の主成分であるグリチルリチンはグリチルレチン酸に代謝され、体内に吸収される。その薬理作用の1つである鉱質コルチコイド様作用により、ナトリウム貯留、カリウム排泄が起こり、低カリウム血症、血圧上昇、浮腫、ミオパチーが発症する。ただ、発症には個体差があり、グリチルレチン酸の代謝産物である18β-グリチルレチニル-3-O-硫酸により発症する可能性が示唆されている。

　破傷風の治療等で大量の甘草を使用した際に発症する可能性が高くなるため、注意を要する。ほとんどの場合、投与中止で症状は改善するが、必要に応じてカリウムの補充を行う。電解質異常、浮腫には五苓散も有効である。

　甘草の1日量の上限は規定されていないが、低カリウム血症を有する症例には甘草を 2.5g 以上含有する製剤の使用は禁忌である。

麻黄

● 主な漢方薬

6g　：　越婢加朮湯
5g　：　麻黄湯
4g　：　麻杏甘石湯、麻杏薏甘湯、五虎湯、麻黄附子細辛湯
3g　：　葛根湯、小青竜湯、葛根湯加川芎辛夷
2g　：　桂麻各半湯

　麻黄の主成分であるエフェドリンには交感神経刺激作用がある。気管支喘息で交感神経刺激薬、キサンチン誘導体、抗コリン薬を服用中の場合や虚血性心疾患、不整脈を有する場合は慎重に投与する。

　尿中毒薬物定性検査（トライエージDOA®）では交差反応により、アンフェタミン類に偽陽性を示すため、注意を要する。

附子

● 主な漢方薬

1g　　：麻黄附子細辛湯、牛車腎気丸
0.5g　：八味地黄丸、桂枝加朮附湯、真武湯

　トリカブトから生成される附子はアコニチン類による動悸、逆上せ、口唇周囲のしびれ、悪心、嘔気をきたす。

黄芩

● 主な漢方薬

4g　　：黄芩湯
3g　　：大柴胡湯、小柴胡湯、小柴胡湯加桔梗石膏、柴胡桂枝乾姜湯、黄連解毒湯、柴朴湯、三黄瀉心湯、柴苓湯、竜胆瀉肝湯（1.5g 製剤あり）、女神散、清心蓮子飲、乙字湯
2.5g　：半夏瀉心湯、柴胡加竜骨牡蛎湯
2g　　：柴胡桂枝湯、清肺湯
1.5g　：柴胡清肝湯

● 間質性肺炎

　発症機序は明らかになっていないが、黄芩が含まれている漢方薬の報告が多いために注意喚起されている。重症例では副腎皮質ホルモンの投与が必要となる。

● 肝機能障害

　発症機序は明らかになっていないが、黄芩が含まれている漢方薬の報告が多いために注意喚起されている。チャレンジテストは行うべきではなく、重症例では血液浄化療法が必要となる。なお、黄芩を含まない漢方薬でも肝機能障害をきたしたという報告はある。

山梔子

● 主な漢方薬
3g　　：茵蔯蒿湯、梔子柏皮湯
2g　　：黄連解毒湯、清肺湯、加味逍遙散、加味帰脾湯
1.5g　：柴胡清肝湯

● 腸間膜静脈硬化症
　山梔子を含む漢方薬の長期投与により、腸間膜静脈硬化症を発症する。原因不明の腹痛、下痢、便秘、腹部膨満が繰り返される場合にはCTと大腸内視鏡検査を行い、本疾患を鑑別する。

大黄

● 主な漢方薬
4g　　：大黄甘草湯、麻子仁丸
3g　　：桃核承気湯、通導散、三黄瀉心湯
2g　　：大黄牡丹皮湯、大承気湯
1g　　：大柴胡湯、治打撲一方、茵蔯蒿湯
0.5g　：乙字湯（1g製剤あり）

● 下痢
　大黄のアントラキノン誘導体が母乳中に移行し、乳児の下痢を引き起こす可能性があるので、授乳中の場合、慎重に投与する。

● 流産
　実際に流産をきたしたという報告はないが、妊婦への安全性は確立されていない。大黄には子宮収縮作用があるため、妊婦や妊娠の可能性がある場合には投与を避ける。

2. 漢方薬に含有される生薬

　漢方医学をさらに深めたい方は、生薬の漢方医学的作用についても知っておく必要がある。生薬は組み合わせの妙で１＋１≧２となり、さらなる効能が得られる。副作用を予防する意味でも主な生薬の把握は重要である。

　本書で取り上げた主な漢方薬について含有生薬（含有生薬数）と効能・効果を附記する。

Ｉ. 解表薬

表証を治療する
●麻黄附子細辛湯
含有生薬（3）　：麻黄、附子、細辛
効能・効果　　：感冒、気管支炎、咳嗽
●麻黄湯
含有生薬（4）　：麻黄、杏仁、桂皮、甘草
効能・効果　　：感冒、インフルエンザ、鼻風邪、気管支喘息、乳児の鼻閉塞、哺乳困難、関節リウマチ
●麻杏甘石湯
含有生薬（4）　：石膏、麻黄、杏仁、甘草
効能・効果　　：気管支炎、気管支喘息、小児喘息
●五虎湯
含有生薬（5）　：石膏、麻黄、杏仁、桑白皮、甘草
効能・効果　　：咳嗽、気管支喘息
●桂枝湯
含有生薬（5）　：桂皮、芍薬、大棗、甘草、生姜
効能・効果　　：感冒、頭痛、神経痛、関節リウマチ、神経衰弱
●葛根湯
含有生薬（7）　：葛根、麻黄、桂皮、芍薬、大棗、甘草、生姜
効能・効果　　：感冒、鼻風邪、炎症性疾患（結膜炎、角膜炎、中耳炎、扁桃炎、乳腺炎、リンパ腺炎）、肩こり、神経痛、蕁麻疹、頭痛、片頭痛

● 小青竜湯
含有生薬（8）　：半夏、乾姜、甘草、桂皮、五味子、細辛、芍薬、麻黄
効能・効果　　：気管支喘息、鼻炎、アレルギー性鼻炎、アレルギー性結膜炎、感冒、気管支炎

● 川芎茶調散
含有生薬（9）　：香附子、川芎、羌活、荊芥、薄荷、白芷、防風、甘草、茶葉
効能・効果　　：風邪、頭痛、血の道症

● 葛根湯加川芎辛夷
含有生薬（9）　：葛根、麻黄、桂皮、芍薬、大棗、甘草、生姜、川芎、辛夷
効能・効果　　：鼻閉、蓄膿症、慢性鼻炎

● 葛根加朮附湯
含有生薬（9）　：葛根、麻黄、桂皮、芍薬、大棗、甘草、生姜、蒼朮、附子
効能・効果　　：肩こり、肩甲部の神経痛、上半身の関節リウマチ

● 銀翹散
含有生薬（10）：金銀花、連翹、薄荷、桔梗、甘草、淡豆豉、牛蒡子、淡竹葉、荊芥、羚羊角
効能・効果　　：風邪、咽頭痛、口渇、咳嗽、頭痛

II. 和解*薬

病邪が半表半裏*（少陽）にある場合に用いる

● 芍薬甘草湯
含有生薬（2）　：芍薬、甘草
効能・効果　　：有痛性筋痙攣、胆石症・腎結石・膀胱結石の痙攣痛、腹痛、胃痙攣

● 四逆散
含有生薬（4）　：柴胡、芍薬、枳実、甘草
効能・効果　　：胆嚢炎、胆石症、胃炎、胃酸過多、胃潰瘍、鼻カタル、気管支炎、神経質、ヒステリー

● 黄芩湯
含有生薬（4）　：黄芩、芍薬、大棗、甘草
効能・効果　　：腸カタル、消化不良、嘔吐、下痢

● 半夏瀉心湯
含有生薬（7）　：半夏、黄芩、乾姜（生姜）、甘草、大棗、人参、黄連
効能・効果　　：急性・慢性胃腸カタル、醗酵性下痢、消化不良、胃下垂、神経性胃炎、胃弱、二日酔い、噯気、胸焼け、口内炎、神経痛、悪阻

● 小柴胡湯
含有生薬（7）　：柴胡、半夏、黄芩、大棗、人参、甘草、生姜
効能・効果　　：感冒、気管支炎、気管支喘息、肺炎、胸膜炎、肋膜炎、リンパ腺炎、慢性胃腸障害、胃弱、嘔気、食欲不振、慢性肝炎、腎臓病、貧血

● 柴胡桂枝乾姜湯
含有生薬（7）　：柴胡、黄芩、栝楼根、桂皮、牡蛎、乾姜、甘草
効能・効果　　：更年期障害、更年期神経症、血の道症、神経症、神経衰弱、不眠、感冒、心臓衰弱、貧血

● 小柴胡湯加桔梗石膏
含有生薬（9）　：柴胡、半夏、黄芩、大棗、人参、甘草、生姜、桔梗、石膏
効能・効果　　：扁桃炎、扁桃周囲炎

● 柴胡桂枝湯
含有生薬（9）　：柴胡、半夏、黄芩、甘草、桂皮、芍薬、大棗、人参、生姜
効能・効果　　：感冒、肺炎、心窩部痛（胃潰瘍、十二指腸潰瘍、胆嚢炎、胆石症、肝機能障害、膵炎）、肋膜炎

● 柴朴湯
含有生薬（10）：柴胡、半夏、茯苓、黄芩、厚朴、大棗、人参、甘草、蘇葉、生姜
効能・効果　　：気管支喘息、小児喘息、気管支炎、咳嗽、不安神経症

● 加味逍遙散
含有生薬（10）：柴胡、芍薬、蒼朮（白朮）、当帰、茯苓、山梔子、牡丹皮、甘草、生姜、薄荷
効能・効果　　：冷え症、虚弱体質、月経不順、月経困難症、更年期障害、血の道症、神経症、不眠、胃神経症、胃アトニー、胃下垂、胃拡張症、便秘、湿疹

● 柴苓湯
含有生薬（12）：柴胡、沢瀉、半夏、黄芩、蒼朮（白朮）、大棗、猪苓、人参、茯苓、甘草、桂皮、生姜
効能・効果　　：水瀉性下痢、急性胃腸炎、暑気あたり、浮腫

III．表裏双解薬

表裏を同時に治療する
●大柴胡湯
含有生薬（8）　：柴胡、半夏、黄芩、芍薬、大棗、枳実、生姜、大黄
効能・効果　　：胆石症、胆囊炎、黄疸、肝機能障害、高血圧症、脳溢血、蕁麻疹、胃酸過多、急性胃腸カタル、悪心、嘔吐、食欲不振、痔疾患、陰萎、便秘、糖尿病、肥満、神経衰弱、不眠、気管支喘息

●防風通聖散
含有生薬（18）：滑石、黄芩、甘草、桔梗、石膏、白朮、大黄、荊芥、山梔子、芍薬、川芎、当帰、薄荷、防風、麻黄、連翹、芒硝（硫酸ナトリウム）、生姜
効能・効果　　：高血圧症（動悸、肩こり、逆上せ）、肥満、浮腫、便秘

IV．瀉下薬

瀉下作用により病状を改善させる
●大黄甘草湯
含有生薬（2）　：大黄、甘草
効能・効果　　：便秘

●大承気湯
含有生薬（4）　：厚朴、枳実、大黄、芒硝（硫酸ナトリウム）
効能・効果　　：便秘、高血圧症、神経症、食中毒

●大黄牡丹皮湯
含有生薬（5）　：冬瓜子、桃仁、牡丹皮、大黄、芒硝（硫酸ナトリウム）
効能・効果　　：便秘、月経不順、月経困難症、更年期障害、痔疾患、湿疹、蕁麻疹、尋常性痤瘡、膀胱カタル

●麻子仁丸
含有生薬（6）　：麻子仁、大黄、枳実、杏仁、厚朴、芍薬
効能・効果　　：便秘、痔核、萎縮腎

V. 清熱薬

熱証を治療する

●桔梗湯
含有生薬（2）　：桔梗、甘草
効能・効果　　：扁桃炎、扁桃周囲炎

●三黄瀉心湯
含有生薬（3）　：黄芩、黄連、大黄
効能・効果　　：高血圧症（逆上せ、頭重感、肩こり、耳鳴、不眠、不安）、鼻出血、痔出血、便秘、更年期障害、血の道症、脳溢血、吐血、下血

●茵蔯蒿湯
含有生薬（3）　：茵蔯蒿、山梔子、大黄
効能・効果　　：黄疸、胆嚢炎、肝硬変、ネフローゼ、蕁麻疹、口内炎

●梔子柏皮湯
含有生薬（3）　：山梔子、黄柏、甘草
効能・効果　　：黄疸、皮膚掻痒症、宿酔

●黄連解毒湯
含有生薬（4）　：黄芩、黄連、山梔子、黄柏
効能・効果　　：喀血、吐血、下血、脳溢血、高血圧症、心悸亢進（動悸）、神経症、皮膚掻痒症、胃炎、二日酔い、めまい、血の道症

●白虎加人参湯
含有生薬（5）　：石膏、糠米、知母、甘草、人参
効能・効果　　：熱中症、熱性疾患、糖尿病

●立効散
含有生薬（5）　：細辛、升麻、防風、甘草、竜胆
効能・効果　　：歯痛、抜歯後疼痛

●猪苓湯
含有生薬（5）　：滑石、沢瀉、猪苓、茯苓、阿膠（ゼラチン）
効能・効果　　：尿道炎、腎炎、ネフローゼ、腎結石・膀胱結石による排尿痛、血尿、淋病、下半身浮腫、膀胱カタル（残尿感）、下痢

●乙字湯
含有生薬（6）　：当帰、柴胡、黄芩、甘草、升麻、大黄
効能・効果　　：切れ痔、いぼ痔（痔核）、便秘、脱肛、肛門出血、痔核痛

● 茵蔯五苓散
含有生薬 (6)　：沢瀉、蒼朮、猪苓、茯苓、茵蔯蒿、桂皮
効能・効果　：嘔吐、蕁麻疹、二日酔い、浮腫

● 排膿散及湯
含有生薬 (6)　：桔梗、甘草、枳実、芍薬、大棗、生姜
効能・効果　：化膿症、癰、癤、面疔

● 猪苓湯合四物湯
含有生薬 (9)　：滑石、地黄、芍薬、川芎、沢瀉、猪苓、当帰、茯苓、阿膠
効能・効果　：排尿困難、排尿痛、残尿感、頻尿

● 竜胆瀉肝湯（薛氏十六種*、一貫堂*）
含有生薬 (9) [16]：当帰、地黄、木通、黄芩、沢瀉、車前子、竜胆、山梔子、甘草
　　　　　　　　　[＋芍薬、川芎、黄連、黄柏、連翹、薄荷、浜防風]
効能・効果　：排尿痛、残尿感、尿の濁り、こしけ
　　　　　　　　　[尿道炎、膀胱カタル、膣炎、陰部湿疹、こしけ、陰部痒痛、
　　　　　　　　　子宮内膜症]

● 清心蓮子飲
含有生薬 (9)　：麦門冬、茯苓、蓮肉、黄芩、車前子、人参、黄耆、地骨皮、甘草
効能・効果　：残尿感、頻尿、排尿痛

● 十味敗毒湯
含有生薬 (10)　：桔梗、柴胡、川芎、茯苓、樸樕（桜皮）、独活、防風（浜防風）、甘草、
　　　　　　　　荊芥、生姜
効能・効果　：化膿性皮膚疾患、急性皮膚疾患、蕁麻疹、急性湿疹、白癬症、
　　　　　　　　尋常性痤瘡

● 消風散
含有生薬 (13)　：地黄、石膏、当帰、牛蒡子、蒼朮、防風（浜防風）、木通、胡麻、
　　　　　　　　知母、甘草、苦参、荊芥、蝉退
効能・効果　：湿疹、蕁麻疹、白癬症、汗疹、皮膚掻痒症

● 柴胡清肝湯
含有生薬 (15)　：柴胡、黄芩、黄柏、黄連、栝楼根、甘草、桔梗、牛蒡子、山梔
　　　　　　　　子、地黄、芍薬、川芎、当帰、薄荷、連翹
効能・効果　：神経症、慢性扁桃腺炎、扁桃腺肥大、湿疹、慢性胃腸炎、貧血、
　　　　　　　　頸部リンパ腺炎、肺門リンパ腺炎

● 清肺湯
含有生薬 (16)　：当帰、麦門冬、茯苓、黄芩、桔梗、杏仁、山梔子、桑白皮、大

　　　　　　　　　棗、陳皮、天門冬、貝母、甘草、五味子、生姜、竹筎
効能・効果　　　：咳嗽（痰が多い）

VI. 温裏補陽薬

裏寒*を改善させる
● 呉茱萸湯
含有生薬（4）　：大棗、呉茱萸、人参、生姜
効能・効果　　　：片頭痛、頭痛、嘔吐、脚気、衝心、吃逆
● 大建中湯
含有生薬（4）　：膠飴、乾姜、人参、山椒
効能・効果　　　：腹痛、胃下垂、胃アトニー、弛緩性下痢、弛緩性便秘、慢性腹膜炎

● 人参湯
含有生薬（4）　：乾姜、甘草、蒼朮（白朮）、人参
効能・効果　　　：急性・慢性胃腸カタル、胃アトニー、胃拡張、悪阻、萎縮腎、胃腸虚弱、下痢、嘔吐、胃痛、胃炎、貧血、自家中毒、小児の食欲不振

● 真武湯
含有生薬（5）　：茯苓、芍薬、蒼朮（白朮）、生姜、附子
効能・効果　　　：胃腸疾患、胃弱、慢性腸炎、慢性下痢、消化不良、胃アトニー、胃下垂、ネフローゼ、腹膜炎、脳溢血、脳出血、脊髄疾患、神経衰弱、高血圧症、低血圧、心臓弁膜症、心不全（心悸亢進）、関節リウマチ、老人性掻痒症、蕁麻疹、湿疹、慢性腎炎、風邪

● 桂枝加芍薬湯
含有生薬（5）　：芍薬、桂皮、大棗、甘草、生姜
効能・効果　　　：腹痛、しぶり腹、腸炎、慢性虫垂炎、移動性盲腸、慢性腹膜炎
● 小建中湯
含有生薬（6）　：膠飴、芍薬、桂皮、大棗、甘草、生姜
効能・効果　　　：小児虚弱体質、疲労倦怠、神経質、慢性胃腸炎、小児下痢・便秘、小児夜尿症、小児夜啼症、貧血

● 安中散
含有生薬（7）　：桂皮、延胡索、牡蛎、茴香、甘草、縮砂、良姜

効能・効果　：神経性胃炎、慢性胃炎、胃アトニー、胃酸過多、胃痛
● 八味地黄丸
含有生薬（8）：地黄、山茱萸、山薬、沢瀉、茯苓、牡丹皮、桂皮、附子（炮附子）
効能・効果　：腎炎、ネフローゼ、萎縮腎、糖尿病、陰萎、坐骨神経痛、腰痛、脚気、膀胱カタル、前立腺肥大、高血圧症、浮腫、更年期障害、老人性湿疹、低血圧、かすみ目
● 当帰四逆加呉茱萸生姜湯
含有生薬（9）：大棗、桂皮、芍薬、当帰、木通、甘草、呉茱萸、細辛、生姜
効能・効果　：凍瘡、凍傷、頭痛、下腹部痛、腰痛、坐骨神経痛
● 牛車腎気丸
含有生薬（10）：地黄、牛膝、山茱萸、山薬、車前子、沢瀉、茯苓、牡丹皮、桂皮、附子
効能・効果　：下肢痛、腰痛、しびれ、かすみ目、皮膚掻痒症、排尿困難、頻尿、浮腫

Ⅶ．補気薬

気虚を改善させる
● 六君子湯
含有生薬（8）：蒼朮（白朮）、人参、半夏、茯苓、大棗、陳皮、甘草、生姜
効能・効果　：胃炎、胃アトニー、胃下垂、消化不良、食欲不振、胃痛、嘔吐、悪阻

● 補中益気湯
含有生薬（10）：黄耆、蒼朮（白朮）、人参、当帰、柴胡、大棗、陳皮、甘草、升麻、生姜
効能・効果　：夏やせ、結核、食欲不振、胃下垂、胃弱、痔疾患、脱肛、子宮下垂、陰萎、多汗症、盗汗[*]、感冒、貧血、低血圧、虚弱体質、疲労倦怠

Ⅷ．補血薬

血虚を改善させる
● 四物湯
含有生薬（4）：地黄、芍薬、川芎、当帰

効能・効果　　：月経不順、月経痛、過多月経、更年期障害、貧血、冷え症、凍瘡、肝斑、血の道症、高血圧症
● 芎帰膠艾湯
含有生薬（7）：地黄、芍薬、当帰、艾葉、甘草、川芎、阿膠
効能・効果　　：痔出血、外傷後内出血、産後出血、貧血
● 七物降下湯
含有生薬（7）：芍薬、当帰、黄耆、地黄、川芎、釣藤鈎、黄柏
効能・効果　　：高血圧症（逆上せ、肩こり、耳鳴、頭重感）

IX．気血双補薬

気虚と血虚の両者を同時に改善させる
● 十全大補湯
含有生薬（10）：黄耆、桂皮、地黄、芍薬、川芎、蒼朮（白朮）、当帰、人参、茯苓、甘草
効能・効果　　：病後の体力低下、疲労倦怠、食欲不振、神経衰弱、胃弱、胃下垂、盗汗、手足の冷え、貧血、低血圧
● 人参養栄湯
含有生薬（12）：地黄、当帰、白朮、茯苓、人参、桂皮、遠志、芍薬、陳皮、黄耆、甘草、五味子
効能・効果　　：病後の体力低下、虚弱体質、疲労倦怠、食欲不振、盗汗、手足の冷え、貧血
● 加味帰脾湯
含有生薬（14）：黄耆、柴胡、酸棗仁、蒼朮（白朮）、人参、茯苓、竜眼肉、遠志、山梔子、大棗、当帰、甘草、生姜、木香
効能・効果　　：貧血、不眠、精神不安、神経症

X．滋陰薬

陰虚*でみられる虚熱*を改善させる
● 麦門冬湯
含有生薬（6）：麦門冬、糠米、半夏、大棗、甘草、人参
効能・効果　　：咳嗽（痰が切れにくい、胸部疾患）、気管支炎、気管支喘息

● 炙甘草湯
含有生薬（9）　：地黄、麦門冬、桂皮、炙甘草、大棗、人参、麻子仁、生姜、阿膠
効能・効果　　：動悸、息切れ
● 清暑益気湯
含有生薬（9）　：蒼朮、人参、麦門冬、黄耆、陳皮、当帰、黄柏、甘草、五味子
効能・効果　　：熱中症、暑さによる食欲不振、下痢、全身倦怠、夏やせ
● 滋陰至宝湯
含有生薬（13）：香附子、柴胡、地骨皮、芍薬、知母、陳皮、当帰、麦門冬、白朮、
　　　　　　　　茯苓、貝母、甘草、薄荷
効能・効果　　：慢性咳・痰

XI．理気薬

気の巡りを改善して気滞を治す
● 半夏厚朴湯
含有生薬（5）　：半夏、茯苓、厚朴、蘇葉、生姜
効能・効果　　：不安神経症、神経衰弱、恐怖、神経性胃炎、悪阻、嘔吐、咳嗽、
　　　　　　　　嗄声（させい）、神経性食道狭窄症、不眠、気管支炎、胃弱、心臓喘息、
　　　　　　　　浮腫、神経性頭痛、更年期障害
● 香蘇散
含有生薬（5）　：香附子、蘇葉、陳皮、甘草、生姜
効能・効果　　：風邪、頭痛、蕁麻疹、神経衰弱、更年期障害、月経困難症
● 二陳湯
含有生薬（5）　：半夏、茯苓、陳皮、甘草、生姜
効能・効果　　：悪心、嘔吐
● 抑肝散
含有生薬（7）　：蒼朮（白朮）、茯苓、川芎、釣藤鈎、当帰、柴胡、甘草
効能・効果　　：神経症、不眠、小児夜啼症、小児疳症
● 抑肝散加陳皮半夏
含有生薬（9）　：半夏、蒼朮（白朮）、茯苓、川芎、釣藤鈎、陳皮、当帰、柴胡、
　　　　　　　　甘草
効能・効果　　：神経症、不眠、小児夜啼症、小児疳症、更年期障害、高血圧症
　　　　　　　　または動脈硬化症による神経症状

● 釣藤散
含有生薬（11）： 石膏、釣藤鈎、陳皮、麦門冬、半夏、茯苓、菊花、人参、防風、甘草、生姜
効能・効果　　： 頭痛（慢性、高血圧）
● 胃苓湯
含有生薬（11）： 厚朴、蒼朮、沢瀉、猪苓、陳皮、白朮、茯苓、桂皮、生姜、大棗、甘草
効能・効果　　： 食中毒、熱中症、冷え腹、急性胃腸炎、腹痛
● 九味檳榔湯
含有生薬（11）： 檳榔子、厚朴、桂枝、蘇葉、橘皮、甘草、大黄、生姜、木香、呉茱萸、茯苓
効能・効果　　： 脚気、高血圧症、動脈硬化症、頭痛
● 女神散
含有生薬（12）： 香附子、川芎、蒼朮、当帰、黄芩、桂皮、人参、檳榔子、黄連、甘草、丁子、木香
効能・効果　　： 産前産後の神経症、月経不順、血の道症

XII．安神薬

精神安定、鎮静
● 甘麦大棗湯
含有生薬（3）： 小麦、大棗、甘草
効能・効果　　： 小児夜啼症、小児癇症、神経症、不眠
● 酸棗仁湯
含有生薬（5）： 酸棗仁、川芎、知母、茯苓、甘草
効能・効果　　： 不眠
● 桂枝加竜骨牡蛎湯
含有生薬（7）： 桂皮、芍薬、大棗、牡蛎、竜骨、甘草、生姜
効能・効果　　： 神経衰弱、神経質、性的神経衰弱、遺精、陰萎、不眠、小児夜啼症、小児夜尿症、眼精疲労、心悸亢進、夜驚症、脱毛症
● 柴胡加竜骨牡蛎湯
含有生薬（10）： 柴胡、半夏、桂皮、茯苓、黄芩、大棗、人参、牡蛎、竜骨、生姜
効能・効果　　： 高血圧症、動脈硬化症、慢性腎炎、神経症、神経衰弱、神経性

心悸亢進症、動悸、癲癇、ヒステリー、小児夜啼症、陰萎、更年期障害

XIII. 利水薬

水毒を改善させる
● 小半夏加茯苓湯
含有生薬（3）　：半夏、茯苓、生姜
効能・効果　　：悪阻、悪心、嘔吐（急性胃腸炎、湿性胸膜炎、水腫性脚気、蓄膿症）
● 苓桂朮甘湯
含有生薬（4）　：茯苓、桂皮、蒼朮（白朮）、甘草
効能・効果　　：神経質、神経症、めまい、神経性心悸亢進症、動悸、息切れ、頭痛、充血、耳鳴、不眠、腎炎、血圧異常、心臓衰弱
● 苓姜朮甘湯
含有生薬（4）　：茯苓、乾姜、白朮、甘草
効能・効果　　：腰痛、腰部の冷え、夜尿症、坐骨神経痛
● 麻杏薏甘湯
含有生薬（4）　：薏苡仁、麻黄、杏仁、甘草
効能・効果　　：関節痛、神経痛、筋肉痛、疣贅
● 五苓散
含有生薬（5）　：沢瀉、蒼朮（白朮）、猪苓、茯苓、桂皮
効能・効果　　：浮腫、ネフローゼ、二日酔い、急性胃腸炎、急性胃腸カタル、下痢、悪心、嘔吐、めまい、頭痛、頭重感、尿毒症、熱中症、糖尿病、黄疸、腎炎、膀胱カタル
● 当帰芍薬散
含有生薬（6）　：芍薬、蒼朮（白朮）、沢瀉、茯苓、川芎、当帰
効能・効果　　：貧血、倦怠感、更年期障害（頭重感、頭痛、めまい、肩こり等）、月経不順、月経困難症、不妊症、動悸、慢性腎炎、妊娠中の諸病（浮腫、習慣性流産、痔、腹痛）、脚気、心臓弁膜症、腰痛、冷え症、凍瘡、浮腫、肝斑、尋常性痤瘡、脱肛、血圧異常
● 越婢加朮湯
含有生薬（6）　：石膏、麻黄、蒼朮、大棗、甘草、生姜
効能・効果　　：腎炎、ネフローゼ、脚気（浮腫）、関節リウマチ、夜尿症、湿疹、

変形性膝関節症、結膜炎、翼状片

● 防已黄耆湯
含有生薬 (6)　：黄耆、防已、蒼朮（白朮）、大棗、甘草、生姜
効能・効果　：腎炎、ネフローゼ、妊娠腎、陰囊水腫、肥満、関節炎、癰、癤、筋炎、浮腫、皮膚病、多汗症、月経不順、関節リウマチ

● 茯苓飲
含有生薬 (6)　：茯苓、蒼朮（白朮）、陳皮、人参、枳実、生姜
効能・効果　：胃炎、胃アトニー、胃下垂、胃神経症、胃拡張、溜飲症、消化不良

● 桂枝加朮附湯
含有生薬 (7)　：桂皮、芍薬、蒼朮（白朮）、大棗、甘草、生姜、附子（炮附子）
効能・効果　：関節痛、神経痛、関節炎、関節リウマチ

● 苓甘姜味辛夏仁湯
含有生薬 (7)　：杏仁、半夏、茯苓、五味子、甘草、細辛、乾姜
効能・効果　：気管支炎、気管支喘息、心臓衰弱、腎臓病

● 茯苓飲合半夏厚朴湯
含有生薬 (9)　：半夏、茯苓、蒼朮、厚朴、陳皮、人参、蘇葉、枳実、生姜
効能・効果　：不安神経症、神経性胃炎、胃炎、悪阻、溜飲症

● 半夏白朮天麻湯
含有生薬(12)[14]：半夏、陳皮、白朮、茯苓、天麻、麦芽、黄耆、沢瀉、人参、黄柏、乾姜、生姜、（蒼朮）、（神麹）
効能・効果　：めまい、頭痛、胃アトニー症、胃腸虚弱、胃下垂、胃神経症、低血圧

● 疎経活血湯
含有生薬 (17)　：芍薬、地黄、川芎、蒼朮（白朮）、当帰、桃仁、茯苓、威霊仙、羌活、牛膝、陳皮、防已、防風（浜防風）、竜胆、甘草、白芷、生姜
効能・効果　：関節痛、神経痛、腰痛、筋肉痛

XIV．駆瘀血薬

瘀血を改善させる

● 腸癰湯
含有生薬 (4)　：薏苡仁、冬瓜子、桃仁、牡丹皮
効能・効果　：子宮並びにその付属器の炎症、子宮内膜症、月経不順、月経困

難症、帯下、更年期障害（頭痛、めまい、逆上せ、肩こり等）、血の道症、冷え症、腹膜炎、打撲、痔疾患、睾丸炎、凍瘡、肝斑

● 桂枝茯苓丸
含有生薬(5) ： 桂皮、芍薬、桃仁、茯苓、牡丹皮
効能・効果 ： 子宮並びにその付属器の炎症、子宮内膜症、月経不順、月経困難症、帯下、更年期障害（頭痛、めまい、逆上せ、肩こり等）、血の道症、冷え症、腹膜炎、打撲、痔疾患、睾丸炎、凍瘡、肝斑

● 桃核承気湯
含有生薬(5) ： 桃仁、桂皮、大黄、甘草、芒硝（硫酸ナトリウム）
効能・効果 ： 月経不順（諸症状）、月経困難症、更年期障害、腰痛、便秘、高血圧症（頭痛、めまい、肩こり）、動脈硬化症、湿疹、尋常性痤瘡、肝斑、白帯下、坐骨神経痛

● 治打撲一方
含有生薬(7) ： 桂皮、川芎、川骨、甘草、大黄、丁子、樸樕
効能・効果 ： 打撲

● 通導散
含有生薬(10) ： 枳実、大黄、当帰、甘草、紅花、厚朴、蘇木、陳皮、木通、芒硝（硫酸ナトリウム）
効能・効果 ： 月経不順、月経痛、更年期障害、腰痛、便秘、打撲、高血圧症（頭痛、めまい、肩こり）

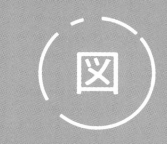

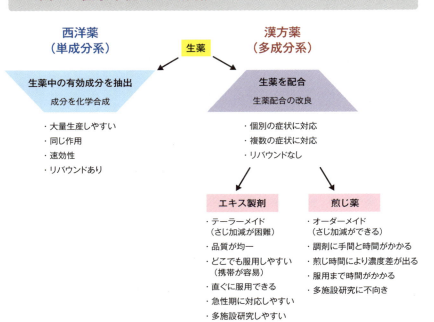

図1．医学系統による薬剤

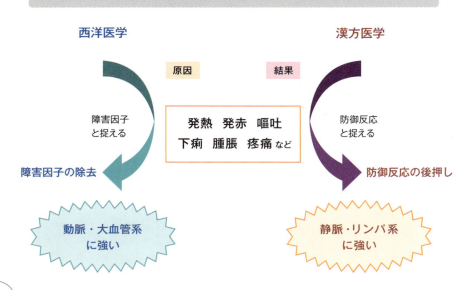

図2．西洋医学と漢方医学の病気の捉え方と治療

図3. 炎症に対する考え方

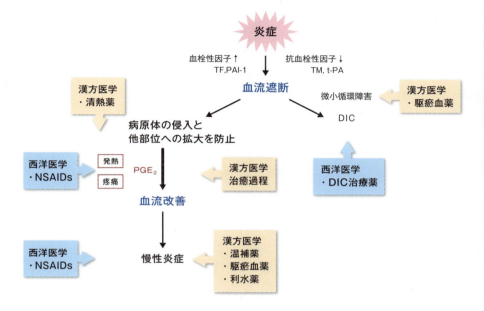

炎症が起こると病原体の侵入や拡大を防ぐために、血栓性因子は増加し抗血栓性因子は減少する。過剰に凝固が起こるとDICとなる。漢方医学では瘀血と考えて駆瘀血薬を投与する。適度な血栓形成により、感染拡大が阻止されると、次に血流改善のために血管拡張因子や患部を安静に保つためにプロスタグランジンなどのケミカルメディエーターが産生される。この時、発熱、疼痛がみられるが、漢方医学では治癒過程と捉えて、時期に応じて血流を促すような治療が行われる。

図4. 局所の炎症反応と対応する生薬・漢方薬

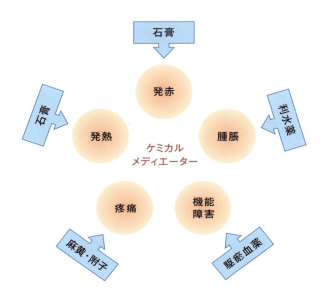

図5. 病気に対する西洋医学と漢方医学の対処法

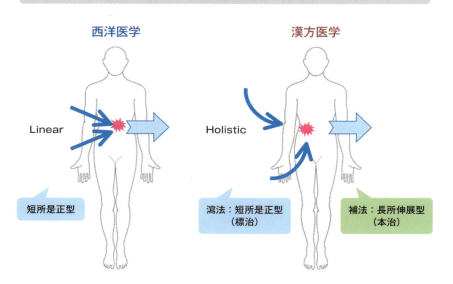

図6. 疼痛の時期により漢方薬を選択する

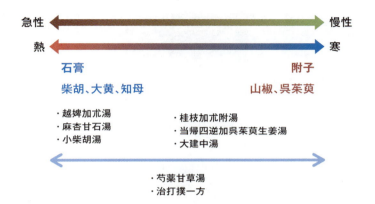

図7. 六病位と漢方治療の関係

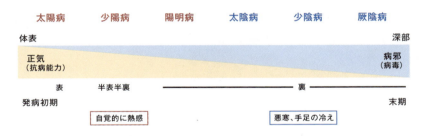

証*	病期	部位	症状	治療原則	漢方薬
陽	太陽	表	頭痛、悪寒、発熱、項強	発汗	麻黄湯、葛根湯、桂枝湯
	少陽	表裏中間	胸脇苦満、往来寒熱、嘔気	和解清解	柴胡薬(大柴胡湯、小柴胡湯、柴胡桂枝湯、柴胡桂枝乾姜湯) 半夏瀉心湯
	陽明	裏	持続熱、腹満、便秘、発汗	瀉下	承気湯類(大承気湯など)、白虎湯類(清解)
陰	太陰	裏	発熱なし、下痢、腹痛	温散	桂枝加芍薬湯、人参湯
	少陰	裏	水様下痢、四肢厥冷、悪寒	温散	真武湯、麻黄附子細辛湯、附子湯
	厥陰	裏	完穀下痢*、チアノーゼ	不定	当帰四逆加呉茱萸生姜湯 四逆湯、茯苓四逆湯、通脈四逆湯

図 8. 漢方薬の服用の実際

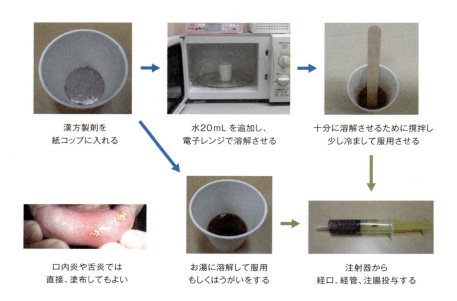

図 9. 漢方薬の食前投与と食後投与の長所と短所

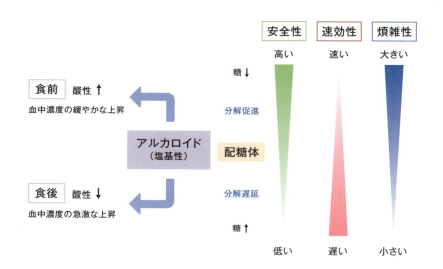

図10. 芍薬甘草湯の作用機序

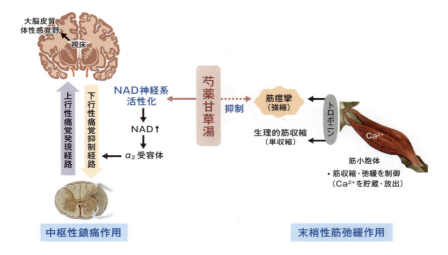

筋弛緩作用は横紋筋・平滑筋ともに作用するが、単収縮には作用しない。
NAD：ノルアドレナリン

図 11. 大建中湯の作用機序

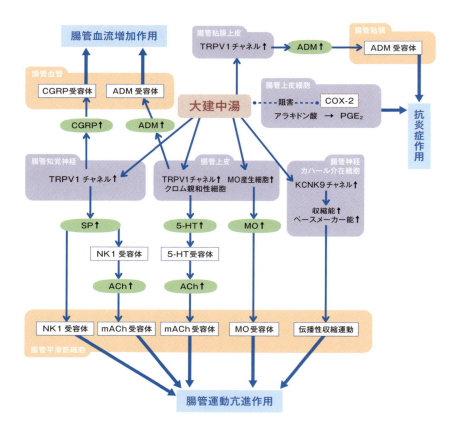

ACh: acetylcholine、ADM: adrenomedullin、CGRP: calcitonin gene-related peptide、COX: cyclooxygenase、KCNK: potassium channel subfamily K member、mACh: muscarinic acetylcholin、MO: motilin、NK: neurokin、SP: substance P、TRPV: transient receptor potential vanilloid、5-HT: serotonin

図12. 六君子湯の作用

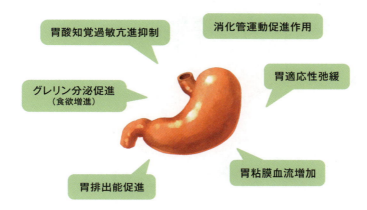

図13. アクアポリンを介した五苓散の2つの作用

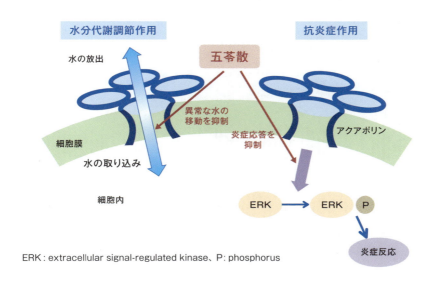

ERK：extracellular signal-regulated kinase、P：phosphorus

図 14. 茵蔯蒿湯の作用機序

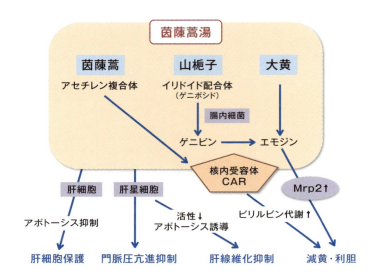

CAR: constitutive androstane receptor、Mrp: multidrug resistance-associated protein

図 15. 漢方薬の抗酸化力

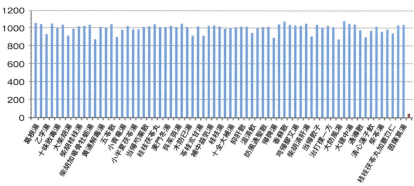

ほとんどの漢方製剤は 900-1,000 μmol/ml HClO の抗酸化力を示した。
右端の赤色は対照群のアクア水で 44 μmol/ml HClO しかない。

図16. 陰陽・表裏・六病位と治療原則

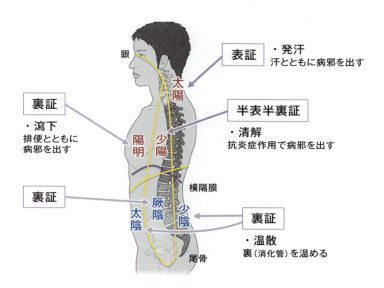

身体を側面から観察すると、病邪は背面から身体の中心部に進行していく。
太陽病→少陽病→陽明病→太陰病→少陰病→厥陰病

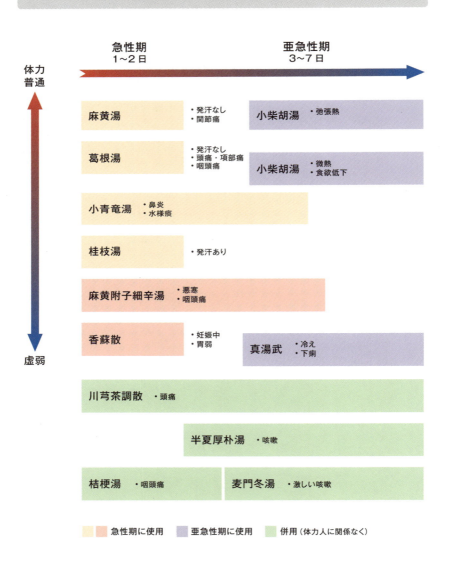

図17. 六病位を活用した急性上気道炎・インフルエンザの漢方治療

図18. 腹力からみた柴胡薬の使い分け

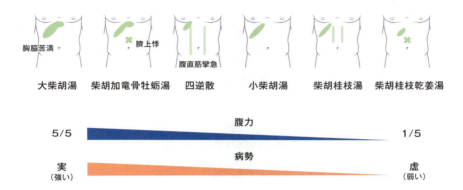

柴胡と黄芩が含有されている漢方薬を柴胡薬という。四逆散には黄芩が含有されていないが、中柴胡湯という位置づけであるため、ここでは取り上げた。胸脇苦満は左右どちらにも起こり得る（例：胆嚢炎では右側、急性膵炎では左側が主体となる）。

図19. 気血水の概念

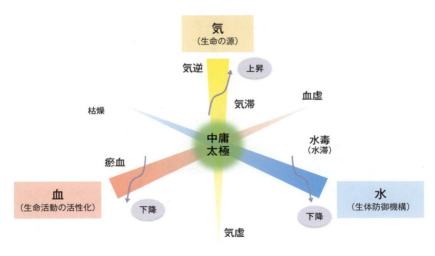

動的均衡が崩れると気は上昇、血・水は下降する。

図20. パニック発作に頻用する漢方治療

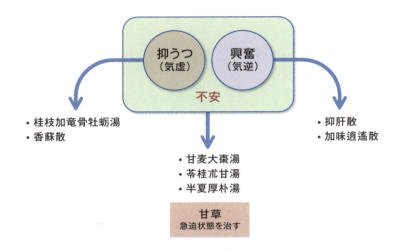

図21. 巡り（流れ）をよくするとは

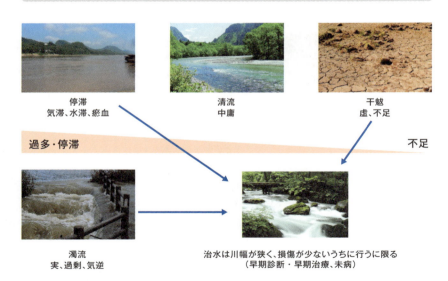

川の流れに譬えてみる。清流（中庸）は常に程よい流れがある。水が少なすぎると干魃（虚、陽気不足、陰液不足：気虚、血虚、五臓に関与）になる。流れが遅くなり、滞ると水は澱む（気滞、水滞、瘀血）。流れが激しすぎる（実、陽気過剰、陰液過剰：気逆、五臓に関与）と決壊する。治水（治療）は下流（慢性期）よりも上流（急性・早期）に行うほうが容易い。

図22. 合病と併病の違い

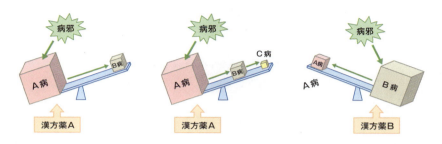

A. 合病のパターン（直列型）

A病の比重がB病の比重より圧倒的に大きい場合や、A病の比重がB病＋C病の比重より圧倒的に大きい場合は、A病に対応する漢方薬1剤で対応できる。また、B病の比重がA病の比重より圧倒的に大きい場合は、B病に対応する漢方薬1剤で対応できる。このような病態を合病と捉えることができる。

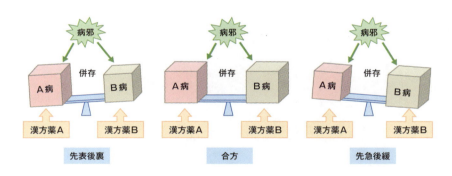

B. 併病のパターン（並列型）

A病の比重とB病の比重が小さい場合は、A病に対応する漢方薬で対応し、つづいてB病に対応する漢方薬を用いる（先表後裏）。A病の比重がB病の比重と変わらない場合は、A病に対応する漢方薬とB病に対応する漢方薬を同時に用いる（合方）。 また、B病の比重がA病の比重より少し大きい場合は、まず、B病に対応する漢方薬を用いて、次にA病に対する漢方治療を行う（先急後緩）。このような病態を併病と捉えることができる。

図23. 喀痰の性状と漢方治療

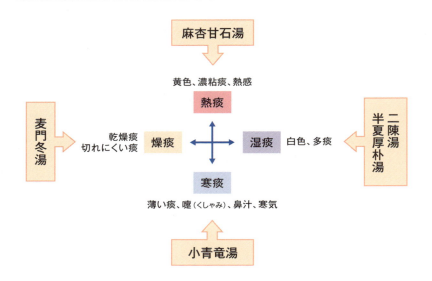

図24. 吃逆に頻用される経穴*（ツボ）

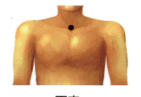

天突
胸骨上切痕を下向きに指圧する

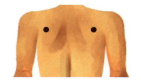

寺澤ポイント
両側の寺澤ポイントに鍼（10分）、
注射針、指圧などを施術する

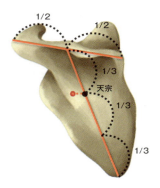

寺澤ポイントの位置
天宗の3cm外側にある

図25. 黄連解毒湯と関連する清熱作用のある漢方薬

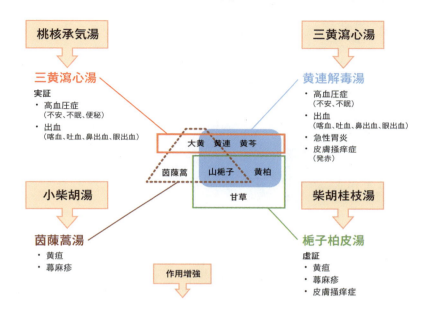

図26. 苓桂朮甘湯に特徴的な腹部所見

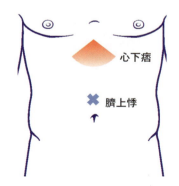

心下痞とは心窩部が閊えるという自覚症状があること。
臍上悸とは臍の上方に大動脈の拍動が触れることで、気逆と水滞（水毒）の徴候を示す。

図 27. 腹痛に用いられる漢方薬

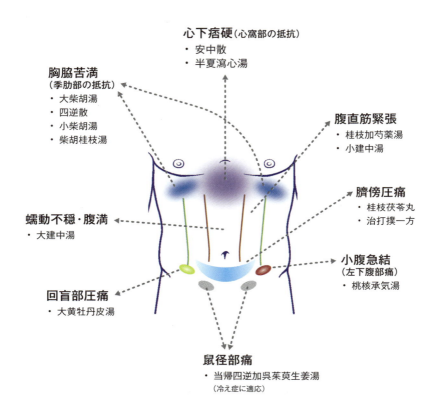

腹痛発作に頓服として芍薬甘草湯を併用する

図 28. パニック発作（過換気症候群）の発症機序と漢方治療

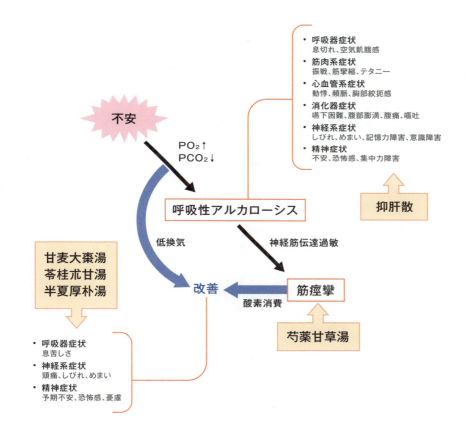

図29. 関節痛・筋肉痛に用いられる漢方

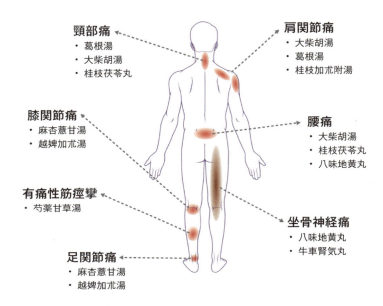

頸部痛
- 葛根湯
- 大柴胡湯
- 桂枝茯苓丸

肩関節痛
- 大柴胡湯
- 葛根湯
- 桂枝加朮附湯

膝関節痛
- 麻杏薏甘湯
- 越婢加朮湯

腰痛
- 大柴胡湯
- 桂枝茯苓丸
- 八味地黄丸

有痛性筋痙攣
- 芍薬甘草湯

坐骨神経痛
- 八味地黄丸
- 牛車腎気丸

足関節痛
- 麻杏薏甘湯
- 越婢加朮湯

頓服として芍薬甘草湯を併用する。症状が高度であれば、駆瘀血薬（桂枝茯苓丸、治打撲一方、通導散）を併用する。発症から受診まで1週間以上経過している場合は、疎経活血湯や抑肝散を併用する。

図30. 湿疹三角と漢方治療

- 排膿散及湯

陽明病：膿疱
- 越婢加朮湯

太陰病
- 麻黄附子細辛湯
- 消風散

少陽病：小水疱 → 糜爛
- 消風散
- 十味敗毒湯

少陰病
- 十味敗毒湯

丘疹 → 痂皮

厥陰病

太陽病：紅斑 → 落屑 → 苔癬化・色素沈着
- 黄連解毒湯
- 葛根湯

瘀血
- 駆瘀血薬

落屑 → 治癒

図31. 浮腫に用いられる利水薬と応用できる漢方薬

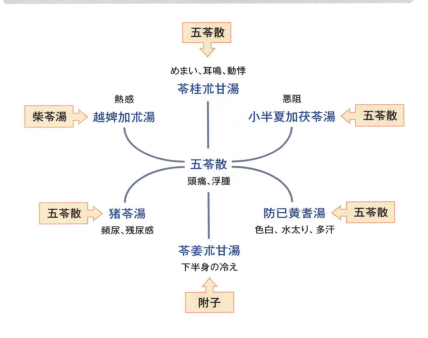

図32. 凍瘡の種類と用いられる漢方薬

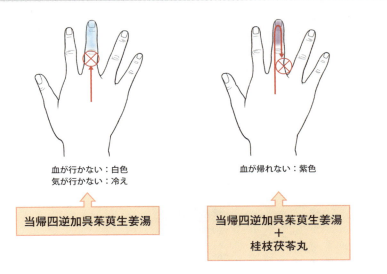

図33. 凍傷は瘀血＋血虚＋水毒の状態

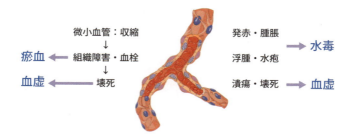

分類	深度	傷害部位	症状	漢方医学的病態	治療	漢方医学的病態
潜在性	I	表皮	発赤、腫脹	瘀血＞水毒	保存的治療	当帰四逆加呉茱萸生姜湯＋治打撲一方
	II	真皮	浮腫、水疱	瘀血＜水毒		当帰四逆加呉茱萸生姜湯＋五苓散
深在性	III	皮下組織	壊死、潰瘍	瘀血＞血虚	デブリドマン 離断・切断 皮膚移植、骨移植	当帰四逆加呉茱萸生姜湯＋排膿散及湯
	IV	骨・軟骨	骨・軟骨壊死	瘀血＞血虚		当帰四逆加呉茱萸生姜湯＋十全大補湯

図34. 四物湯関連

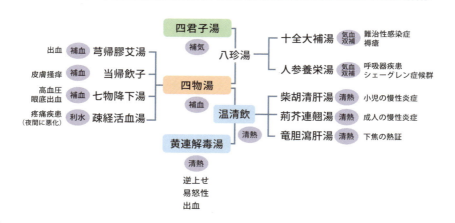

図35. 尿管結石症に有効な経穴（ツボ）

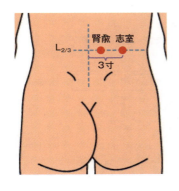

志室は第2腰椎棘突起のすぐ下にある命門の外側3寸(4横指)で腎兪穴と同じ高さである。最も括れたところ、肘の位置と同じである。

患側の志室の施術のみで激痛は軽減するが、指圧の場合は最低5分は続ける。鈍痛は残存することが多いため、円皮鍼を留置するか、漢方薬服用で完治を目指す。

図36. 五臓からみた眼科疾患と適応となる漢方薬

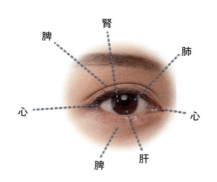

五臓	眼部の症状	漢方薬
肝	虹彩炎	柴胡桂枝湯 釣藤散 抑肝散
心	不眠 充血	加味帰脾湯
脾	目の下の隈	六君子湯 補中益気湯
肺	結膜炎	越婢加朮湯
腎	白内障	八味地黄丸 牛車腎気丸

五行*	五臓	五腑	五体	五官	生理的機能
木	肝	胆	筋	眼	自律神経、筋のトーヌス、血液循環、免疫能
火	心	小腸	血脈	舌	意識、大循環、睡眠
土	脾	胃	肌肉	口	消化器、栄養、免疫能
金	肺	大腸	皮毛	鼻	呼吸、皮膚
水	腎	膀胱	骨	耳	成長、発育、生殖、体液の保持、骨格

図 37. Post-Intensive Care Syndrome (PICS) の要因と漢方治療

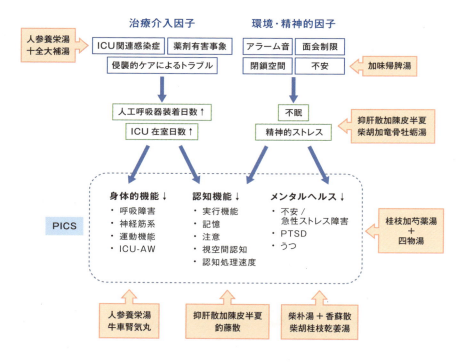

ICU-AW: ICU acquired weakness, PTSD: post traumatic stress disorder

図 38. フレイルと漢方治療

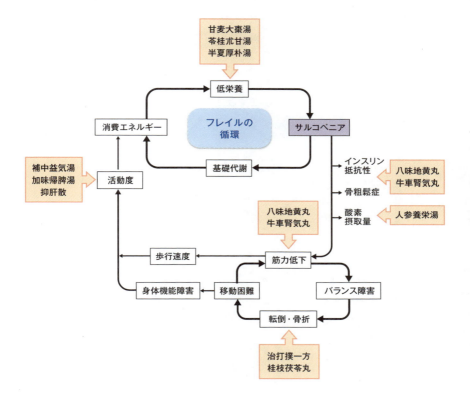

図 39. 敗血症と漢方治療

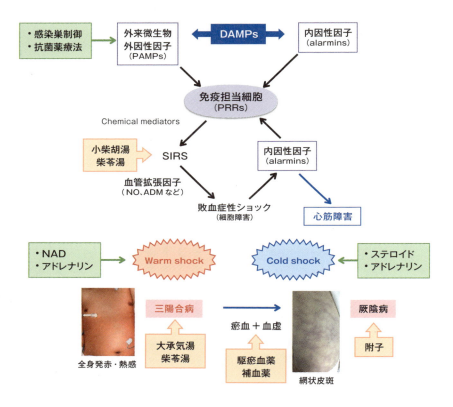

PAMPs: pathogen-associated molecular patterns, PRRs : pattern recognition receptors, SIRS: systemic inflammatory response syndrome, DAMPs: damage-associated molecular patterns, NO: nitric oxide, NAD noradrenaline

図40. 敗血症と病位の関係

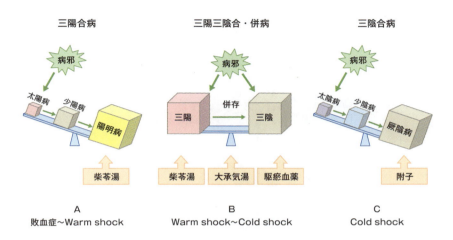

A. 敗血症から Warm shock までは三陽の合病（直列型）で小柴胡湯や柴苓湯を用いる。
B. Warm shock から Cold shock の移行期は三陽と三陰が混在した状態で、合・併病（直並列型）であり、柴苓湯、大承気湯、駆瘀血薬などの併用が必要となる。
C. Cold shock は三陰合病（直列型）で附子剤を用いる。

図41. 災害時には医療ニーズ（需要）と医療資源（供給）の不均衡が生じる

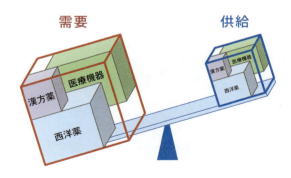

医療機器や西洋薬だけではなく、漢方薬も不足する。

図 42. 災害のフェーズと漢方治療の関与

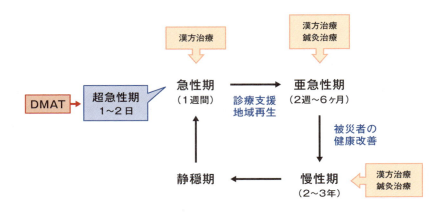

図 43. 災害時にも役立つ舌診

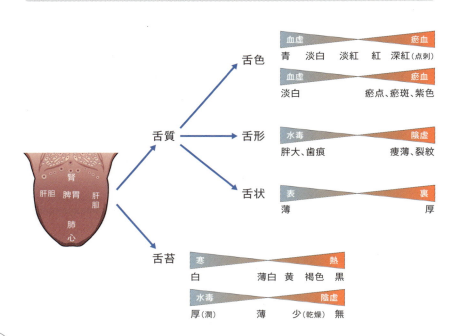

図 44. 被災者の心理の時間的経過と漢方治療

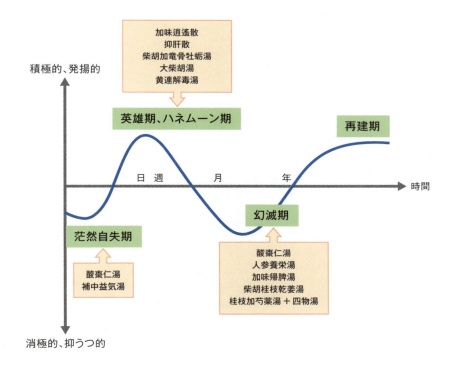

漢方用語解説 五十音順

漢方用語は多義的なもの（陰陽、虚実、証など）、解剖学的に異なるもの（五臓六腑、気血水など）があり、西洋医学的観点からは混乱する部分もある。そこで、理解の一助として英語も付記した。

【ア】

一貫堂　いっかんどう Ikkando
　森道伯（1867-1931）の一貫堂療院の名に由来し、その学統をさす。一貫堂医学。一貫堂医学の特色は、三大証の分類（瘀血証体質、臓毒証体質、解毒証体質）と五処方の運用法にある。瘀血証体質には通導散、臓毒証体質には防風通聖散、解毒証体質には柴胡清肝湯、荊芥連翹湯、竜胆瀉肝湯を年齢に応じて使い分ける。

胃内停水　いないていすい fluid retention in stomach (splashing sound in epigastric region)
　振水音（心窩部を揺すると水の音がする）が聞かれるもの。虚証でみられる。六君子湯、人参湯、茯苓飲、真武湯、半夏白朮天麻湯などの適応となる。胃部振水音、心窩部拍水音と同義。

陰虚　いんきょ yin deficiency
　陰、陰液（血と水）の不足した状態。身体の構成成分のうち、液体成分が不足すると、消耗・乾燥状態になる。
　⇔ 陽虚

陰証　いんしょう yin pattern (syndrome)
　陰陽は病態（炎症反応の強弱）と体質（基礎代謝の盛衰）の２つの尺度をもつ。急性期では炎症反応が弱いものを陰という。慢性期では基礎代謝が衰え、基礎体温が低いものを陰という。陰証とは基礎代謝が衰え、基礎体温が低い状態である。

咽中炙臠　いんちゅうしゃれん foreign body sensation in the throat
　咽喉の痞え感（炙った肉片が咽喉に張りついた感じ）。梅核気と同義。ヒステリー球、咽喉頭異常感症。胸滞（胸部で気が滞る）の特徴的な症状。理気薬である半夏厚朴湯の適応となる。

往来寒熱　おうらいかんねつ alternating chills and fever
　悪寒と発熱が交互にくる、もしくは熱が上がったり下がったりする熱型（弛張熱）。少陽病期（半表半裏）の熱で、柴胡薬の適応となる。

悪寒　おかん aversion to cold
　自覚症状として寒気を感じる。風が当たるのとは関係なく起こる。悪寒のほうが悪風より重症。太陽病期にみられる。

瘀血　おけつ oketsu, ketsu stagnation (blood stasis)
　血の流通に障害をきたした病態。微小循環障害。自覚症状として、不眠や嗜眠、精神不穏、顔面の発作的紅潮、筋痛、腰痛などがみられる。他覚所見として、顔面色素沈着や眼瞼部の隈、可視粘膜の暗赤紫化、毛細血管拡張（細絡）、月経異常、臍傍・下腹部の圧痛、痔疾患などがみられる。駆瘀血薬（桂枝茯苓丸、桃核承気湯、治打撲一方など）の適応となる。

悪熱　おねつ aversion to heat
不快な熱を感じること。高熱がほぼ一定状態で持続する。悪寒は全く感じない。陽明病期にみられる。⇔悪寒

悪風　おふう aversion to wind
風が当たると寒気を感じる。悪寒のほうが悪風より重症。太陽病期にみられる。

温病　おんびょう、うんびょう acute febrile disease
温熱の邪を感受することで発病。初期から口渇などの脱水症状を有するもの。⇔傷寒

温裏　おんり warming interior
体内の冷えを改善する方法。代謝機能の低下（陽虚）による冷え、あるいは冷房や寒冷な気温、冷たい飲み物などによって生じた冷えなどに対する治療法。特に胃腸の冷えに対する治療を温中（温脾胃）、四肢の冷えに対する治療を温経といい、ショック状態などの四肢厥冷を改善するのを回陽という。

【カ】

回陽　かいよう reviving yang
陽気を回復して亡陽（体内の冷え）を治療する方法。ショック状態などの四肢厥冷を改善する。

活血止痛　かっけつしつう invigorating ketsu circulation and relieving pain
血を巡らせて鎮痛させる。

乾嘔　かんおう dry retching
吐物のない嘔吐。空えずき。

完穀下痢　かんこくげり undigested food diarrhea
食物が消化されないままの下痢。

寒証　かんしょう cold pattern (syndrome)
全身や手足の冷え、冷感、冷えによる痛みなど寒冷の症状を示すもの。⇔熱証

寒熱　かんねつ cold and heat
漢方における病態概念であり、病気の性質を識別する基準。全身や手足の冷え、冷感、冷えによる痛みなど寒性の症状を示すものを寒証、身体の火照りや熱感、顔面紅潮など熱性の症状を示すものを熱証という。これらは、体温の上昇または低下を意味するものではない。

気逆　きぎゃく ki counterflow, ki rising
気は頭部から下肢、あるいは中心から末梢へと向かう。その気の流れが上へ逆流した状態。冷えのぼせ、発作性の頭痛、動悸発作、焦燥感などをきたす。

気虚　ききょ ki deficiency
気の絶対量が不足した状態。疲労倦怠感、食欲不振、泥状便、息切れなどをきたす。六君子湯、補中益気湯などの補気薬の適応となる。

気血水　きけつすい ki, ketsu, and sui (qi, blood, and fluid)
生体の恒常性は「気・血・水」の3要素が体内を循環することによって維持されるという漢方医学の概念。気とは、生命活動を営む根源的なエネルギーであり、精神活動を含めた機能的活動を統括する要素。血と水は生体の物質的側面を支える要素。血は生体を循行する赤色の液体で、水は生体を滋潤し、栄養する無色の液体とされる。

気滞　きたい ki stagnation (depression of ki)
気の巡りが滞る。咽喉の痞え感、抑うつ、腹部膨満などをきたす。気鬱と同義。

急迫　きゅうはく acute distress
症状が激しくて苦しむという差し

漢方用語解説　147

迫った病状。

胸脇苦満 きょうきょうくまん hypochondriac discomfort and distension
季肋部から脇腹が膨満し、圧迫感があって苦しい状態。この部を按圧すると抵抗と圧痛を訴える。胸脇苦満は、呼吸器から上部消化器の炎症の体性反射によるものと考えられている。柴胡薬の適応となる。

虚実挟雑 きょじつきょうざつ tangled deficiency and excess
虚証と実証が混ざり合った状態

祛邪 きょじゃ eliminating pathogen
病邪を取り除く。実証に対する治療法。

虚証 きょしょう deficiency pattern
病気の勢い（邪気）に対する身体の抵抗力（正気）が弱い状態。正気が衰えていると、弱い邪気であっても病気になる。⇔ 実証

虚熱 きょねつ asthenic heat
陰液の不足によって起こる発熱。陰気が欠如するために相対的に陽気が過剰となり発熱するが、実熱ではないので、陰液を補う（滋陰）。⇔ 実熱

駆瘀血 くおけつ removing ketsu stagnation
瘀血を治療すること。漢方薬では桂枝茯苓丸、通導散、桃核承気湯、治打撲一方などがある。

経穴 けいけつ acupuncture point, meridian point
経絡上に出現する反応点。WHOで361穴と決められている。一般にはツボと呼ばれる。

痙病 けいびょう convulsion, spastic disease, febrile disease with symptoms such as convulsion, opisthotonos, trismus, etc.
筋痙攣をきたす疾患の総称。「痓」という字を当てている書物もある。

経絡 けいらく meridian
気・血の通り道。経は経脈を、絡は絡脈を表し、経脈は縦の脈、絡脈は横の脈。

血虚 けっきょ ketsu deficiency
血の量に不足を生じた病態。自覚症状として、集中力の低下、不眠、睡眠障害、頭髪が抜けやすい、眼精疲労、皮膚の乾燥と荒れ、爪の割れ、腓返り、知覚異常、過少月経、月経不順などがある。他覚所見として、顔色不良や皮膚枯燥、腹直筋攣急がみられる。四物湯などの補血薬を用いる。

厥陰病 けっちんびょう、けついんびょう jue yin disease, late yin stage pattern
六病位（三陰三陽）の一つ。少陰病を過ぎて起こる最後の病期。厥陰病は生命力が今まさにつきようとしている様態で、手足先端から心臓部への冷えがみられる。意識レベルの低下や体温調節障害などが現れる。

解熱 げねつ relieving fever, clearing external heat
体表の熱を冷ます。内部の熱を冷ます場合は清熱といい、漢方医学では区別している。

解表 げひょう relieving superficies-syndrome, diaphoresis
発汗によって肌表にある邪気を取り除く治療法。

口渇 こうかつ thirst
のどが渇いて水分を欲する。

口乾 こうかん dry mouth
口中が乾燥するが、水分はそれほど欲しない。

口苦 こうく bitterness in the mouth
口中が苦く感じられる。肝胆の実熱でみられることが多い。柴胡薬の適応となる。下痢がある時には半夏瀉心湯、易怒性には黄連解毒湯も鑑別

処方である。

剛痙　ごうけい tonic convulsion, generalized spastic disease
痙病の中で無汗、悪寒があり、激しい痙攣をきたす病状。全身型破傷風に相当する。表証では葛根湯、裏証では大承気湯を用いる。

合病　ごうびょう combination disease
1つの病邪が複数の病位（六病位のそれぞれの病期）にある状態。ある病位の病勢が強くなると、他の病位に波及して、同時に複数の病期の症状が現れる（直列型）。太陽病＋少陽病、太陽病＋陽明病、少陽病＋陽明病、太陽病＋少陽病＋陽明病など。

合方　ごうほう concomitant administration
証が併存している場合に2種類以上の処方を合わせて用いる。重複する生薬は多い分量の処方に順じる。

五行　ごぎょう five elements
万物は木・火・土・金・水の5種類の元素からなるという概念。五行は、相生（順に相手を生み出していく）と相剋（相手を打ち滅ぼしていく）の関係性にある。

枯燥　こそう dry skin
皮膚が光沢を失いカサカサになる。

五臓論　ごぞうろん five viscera theory
五臓とは、肝・心・脾・肺・腎をさす。心包を加えて六蔵とすることもある。臓とは、解剖学的臓器そのものではなく、精・気・血を蔵するという機能の総称で、実質臓器をさす。また、腑とは、精・気・血を動かす働きをする中腔臓器をさす。六腑（胆・小腸・胃・大腸・膀胱・三焦）に分けられる。

【サ】

柴胡薬　さいこやく Bupleurum root drug
生薬の柴胡を主な薬味とする方剤。古典的には柴胡と黄芩が含有された漢方薬。熱性疾患が少陽病期になると、胸部、胸脇部、心窩部にかけての半表半裏の部分に炎症が生じる。柴胡薬はこの時期に使用する。

臍上悸　さいじょうき、せいじょうき brisk pulsation in the supra-umbilical region
臍より上部で腹部大動脈の拍動が亢進し触知できる状態。臍下、心下にみられるものも含めて神経質や虚証に多い。

三陽合病　さんようごうびょう combination of three yang
1つの病邪が太陽病、少陽病、陽明病の3つの陽病にある状態。『傷寒論』の太陽病中篇に「傷寒四五日、身熱、悪風し、頸項強ばり脇下満し、手足温にして渇する者は小柴胡湯これを主る」とある。「悪風、頸項強ばり」は太陽病、「脇下満」は少陽病、「身熱、口渇」は陽明病の症状を表す。

滋陰　じいん nourishing yin
陰虚の病態に陰を補い治療する方法。

自汗　じかん spontaneous sweating
安静にしていても汗がじわじわと出る。気虚でみられる。

歯痕　しこん tooth marks on tongue
舌にみられる歯による圧迫痕。水滞や気虚でみられる。

滋潤　じじゅん replenishing moisture
燥証を治療する方法。麦門冬湯を用いる。

実証　じっしょう excess pattern (syndrome)
病気の勢い（邪気）に対する身体の抵抗力（正気）が強い状態。正気が十分に強ければ、弱い邪気が来ても病気にならないが、強い邪気が来ると正気と邪気が激しく戦い、病気になる。

中医学では、量の過剰や停滞、機能の過亢進状態を実証という。⇔ 虚証

実熱　じつねつ sthenic heat
体の熱エネルギーが過剰になった状態。外からの熱邪の侵襲、ストレス、飲食の不摂生による熱の発生などの症候。黄連解毒湯、加味逍遙散、桃核承気湯などの適応となる。⇔ 虚熱

邪気　じゃき pathogen
発病に関与する種々の要因を認識するための概念。病毒。邪、病邪と同義。⇔ 正気

瀉下　しゃげ purgation
排便を促進する方法。瀉下薬として大黄を含む漢方薬がある。

瀉法　しゃほう reducing treatment
体内の邪気を体外に排除させる治療法。西洋医学的活用は瀉法に相当する。

柔痙　じゅうけい sweating convulsion, localized spastic disease
痙病の中で発汗があり、悪寒しない病状。局所型破傷風が相当する。

手掌煩熱　しゅしょうはんねつ heat with agitation in palms
掌が火照ること。陰虚にみられる。温経湯の適応となる。

証　しょう pattern (syndrome, indication, state, diagnosis, physical findings, interpretation)
病気の症状。また漢方的診断と治療法。

少陰病　しょういんびょう shao yin disease, middle yin stage pattern
六病位（三陰三陽）の一つ。少陰病では生命力は弱まり、熱は出ず、ずっと寝ていたい状態になる。腎、膀胱系に冷えがある。

傷寒　しょうかん severe febrile disease, cold damage
寒邪を感受することで発病する急性の発熱性疾患をさす。特に重症（高熱、悪寒、全身筋肉痛など）を傷寒、軽症（自汗、脈緩）を中風と分けている。傷寒の意味は隋唐以前の病態からの「傷寒」熱病論と、宋以降の病因からの寒証論で多少意味合いが異なっている。

上衝　じょうしょう ki counterflow
気が上方へ衝き上がって不快なこと。のぼせや奔豚となる。

少陽病　しょうようびょう shao yang disease, middle yang stage pattern
六病位（三陰三陽）の一つ。陽気が少なくなり、病位が表から裏に跨がった状態で、半表半裏の病期。口苦、のどの乾き、めまい、胸脇苦満、往来寒熱などの症状がみられる。小柴胡湯など柴胡薬の適応症。

食積　しょくしゃく、しょくせき over-eating and drinking, food retention
食べ過ぎ、飲み過ぎ。五積散は寒積、気積、食積、痰積、血積の積滞を改善させる。

津液　しんえき bodily fluid
体液。

心下　しんか epigastrium
鳩尾付近のこと。脾胃の存在する中焦（三焦の一つ）の部位にあたる。心窩部に相当する。

心下痞硬　しんかひこう epigastric discomfort and resistance
鳩尾付近が痞えるような自覚症状を心下痞という。さらに抵抗や圧痛があると心下痞硬といい、人参湯や半夏瀉心湯の適応となる。

腎虚　じんきょ kidney deficiency
漢方医学の腎は、腎臓という意味ではなく、内臓の機能のうちの内分泌系、泌尿・生殖器系、免疫系、中枢神経系の一部の機能のことをさす。腎の気が不足する状態を腎虚とい

う。加齢による変化（腎気が衰えた状態）を意味する。腰痛、夜間尿、性欲減退、浮腫、四肢のしびれなどがみられ、八味地黄丸などの補腎薬の適応となる。急性期においても骨粗鬆症に伴う骨折の場合に八味地黄丸を用いることがある。

心身一如　しんしんいちにょ　harmony between body and mind
「心と身体は一体である」という漢方医学の概念。心と身体は互いに強く影響しあうため、それぞれを切り離して治療することができず、心身全体の調和を図ることが漢方治療の基本となる。

水逆　すいぎゃく　water regurgitation
嘔吐の一種で、口が渇き、尿量が減少し、水を飲んでもすぐに吐き出す。五苓散の適応。

水滞　すいたい　sui maldistribution
体液の偏在した状態。体内での分布の異常、水の体外への消失、消失による量の不足をすべて水の偏在と捉える。自覚症状として、身体沈重感や拍動性頭痛、頭重感、めまい、立ち眩み、乗り物酔い、水様性鼻汁、唾液分泌過多、泡沫状喀痰、悪心を伴う嘔吐、朝のこわばり、浮腫、尿量異常などがみられる。他覚所見として、浮腫、舌腫大、心下振水音、腸蠕動亢進などがみられる。水毒と同義。

水毒　すいどく　sui disturbance
水分の代謝障害。リンパ系疾患も水毒に含まれる。水滞と同義。

頭冒　ずぼう　heavy-headed
頭に何かかぶさっている重い感じ。緊張型頭痛は精神的ストレスと筋性ストレスが原因で、頭重感を訴える。

精　せい　essence of life
生命の根本物質。気や血に変化し、成長、老化、生殖、死に直接関わる。腎に貯蔵される。腎精と同義。

清解　せいかい　cooling-relieving therapy
熱性病の治療法の一つ。清熱解表、清熱解毒、清熱解暑などがある。

正気　せいき　healthy ki, vital energy
病気の回復や自己修復に関係した種々の要因を認識するための概念。身体の抵抗力。⇔邪気

精気　せいき　vital essence
腎精と腎から生成する気。

清熱　せいねつ　clearing heat
内部の熱を冷ます。実際には熱を冷ます作用のある薬物を用いて熱病を治療する。生薬としては、黄連、黄芩、黄柏、山梔子、石膏、知母、竜胆、牡丹皮、地骨皮などがある。体表の熱を冷ます場合は解熱。

清熱利湿　せいねつりしつ　removing heat and dampness
寒涼性の生薬を用い、湿や熱邪（発熱・嘔吐・下痢・尿不利・腹脹）を除く治療法。清熱化湿ともいう。

薛氏十六種　せっしじゅうろくしゅ Sesshijuurokusyu (Xue-shi yi-an)
明代の名医薛己（1487-1559）が著述もしくは校訂した医学叢書を薛己の没後にまとめたもの。竜胆瀉肝湯が紹介されている。

泄瀉　せっしゃ　chronic diarrhea
陰の下痢（裏寒証）。水様便を頻回に排泄する、慢性的な経過を呈する非炎症性の下痢。いわゆる下り腹。冷えや加齢に伴う。真武湯や人参湯が第一選択となる。⇔痢疾

先外後内　せんがいこうない　treating outer symptoms before treating inner ones
外と内では外から先に治療する。先表後裏と似ているが、少陽病の中だ

けの併病の場合は半表半裏であるため、表裏という用語では混乱を生じる可能性がある。

先急後緩 せんきゅうこうかん treating acute symptoms before treating chronic ones
急を要する症状を先に治療して、慢性的な症状を後で治療する。

先表後裏 せんぴょうこうり treating superficial symptoms before treating interior ones
表証と裏証の併存時には表証を先に治療する。

【タ】

太陰病 たいいんびょう tai yin disease, early yin stage pattern
六病位（三陰三陽）の一つ。太陰病は陰病の初めで、胃腸系の冷えがみられる。

大逆上気 たいぎゃくじょうき ki upward counterflow, gasping cough
気逆の激しい状態。気が大いに逆上して咽喉が詰まったように苦しい状態になる。麦門冬湯の適応となる。

太陽病 たいようびょう tai yang disease, early yang stage pattern
六病位（三陰三陽）の一つ。太陽病は陽病の初めであり、悪寒、発熱、頭痛を伴い身体の表に熱がある。

痰飲 たんいん retention phlegm and fluid
水分代謝異常により出てくる浸出液。粘稠なものを痰、希薄なものを飲と呼ぶ。脾胃で生じ、肺に貯留しやすい。胃内停水をさすこともある。水飲、水毒と同義。

中風 ちゅうふう acute febrile disease of moderate severity, wind impact
傷寒論では感冒のような軽症の熱病。自汗と脈緩が特徴。

潮熱 ちょうねつ tidal fever
潮水が満ちるように全身にみなぎる熱。高熱は持続するが、潮の満ち引きのように夕方からより上昇し、明け方にはわずかに下降する。悪寒は全く感じない。陽明病期にみられる。承気湯の適応となる。

腸癰 ちょうよう intestinal abscess
消化管の化膿性疾患。虫垂炎、盲腸炎など。

盗汗 とうかん night sweating
寝汗。寝ている間にかいて目が覚めると止まる汗。陰虚でみられる。

呑酸 どんさん acid reflux
酸っぱいものが込み上げてくる。

【ナ】

二便 にべん feces and urine
大小便。

熱証 ねっしょう heat pattern (syndrome)
身体の火照りや熱感、顔面紅潮など熱性の症状を示すもの。

喉ちく風邪 のどちくかぜ common cold with sore throat
咽喉痛（咽喉がチクチク）を主とする風邪。一般に悪寒がなく咽喉痛から発症する風邪は温病と考えられる。しかし、咽喉は足少陰腎経にあり、ストレスなどで一時的に陽気減衰すると外邪が少陰経に入り咽喉痛をきたすことがある。そのような場合は麻黄附子細辛湯が適応となる。

【ハ】

梅核気 ばいかくき foreign body sensation in the throat
咽喉の痞え感（梅の種が咽喉に詰まったような感じ）。咽中炙臠と同義。ヒステリー球、咽喉頭異常感症。胸滞（胸部で気が滞る）の特徴的な症状。理気

薬である半夏厚朴湯の適応となる。
煩驚　はんきょう　chest distress and startle
神経過敏で驚きやすくなっている状態。煩は心煩で、驚は怯驚（怯えて過剰に驚く様）。煩驚のあるものには、心下または臍部で動悸も亢進していることが多い。

煩熱　はんねつ　heat with agitation
わずらわしい身体の熱感。手足をさすことが多い。

半表半裏　はんぴょうはんり　intermediate location
表とは体表部のことで、裏とは身体内部の臓器、消化器を示す。表と裏の間を半表半裏といい、胸膈や肝臓など横隔膜周辺領域（呼吸器から上部消化器）を示す。半表半裏も基本的には裏に属する。少陽病期にあたり、柴胡薬の適応となる。

表証　ひょうしょう　exterior pattern (syndrome)
表とは体表部のことで、裏とは身体内部の臓器、消化器を示す。表に現れる症状を表証と呼ぶ。

標治　ひょうち　symptomatic therapy
一時的または継続的な緩解を目的とする対症療法。短所是正法。

腹中雷鳴　ふくちゅうらいめい　borborigmus
腹がゴロゴロと鳴る。腹鳴と同義。半夏瀉心湯の適応となる。

腹満　ふくまん　abdominal distension
腹部が全体に張っていること。

扶正　ふせい　strengthening body resistance
不足を補う。虚証に対する治療法。

扶正祛邪　ふせいきょじゃ　strengthening body resistance and eliminating pathogen
扶正と祛邪を同時に行う。攻補兼施と同義。

併病　へいびょう　overlap disease
1つの疾患（病邪）が複数の病位に証を発生させたもの（並列型）。2種の病気が同時に発病するのではない。

補血　ほけつ　enriching ketsu
血虚に対して治療すること。四物湯を基本に用いる。

補法　ほほう　reinforcing treatment
正気の不足を補う治療法。補気、補血、補陽、補陰などがある。

補陽　ほよう　invigorating yang
陽虚に対する治療法。

本治　ほんち　radical treatment, curative therapy
治癒・根治を目的とした原因療法。長所伸展法。

奔豚病　ほんとんびょう　hontonbyo (severe ki counterflow)
奔豚とは動的な気の上衝。動きのあるのぼせ状態。下腹のあたりから妙な感覚が突き上げ頭頂まで上り、のぼせて気持ちが悪いとか、突き上げたものが胸のあたりで止まって不快感で気も狂いそうな状態。パニック発作にあたる。

【ヤ】

陽虚　ようきょ　yang deficiency
体を温める陽気が不足している状態。⇔陰虚

陽証　ようしょう　yang pattern (syndrome)
陰陽は病態（炎症反応の強弱）と体質（基礎代謝の盛衰）の2つの尺度をもつ。急性期では炎症反応が顕著なものを陽という。慢性期では基礎代謝が盛んで、基礎体温が高いものを陽という。陽証とは全身性代謝が盛んで、基礎体温が高い状態である。

陽明病　ようめいびょう　yang ming disease, late yang stage pattern
六病位（三陰三陽）の一つ。陽明病では陽病が最も明らかになり、胃腸系

の炎症が強く、病気の症状が一番激しく現れる。

【ラ】

裏寒　りかん interior cold
裏（体内）に寒がある状態。内臓の機能が低下した臓腑の寒証。

理気　りき regulating ki
気を巡らせ、気滞、気逆、気虚を治療すること。理気作用を有する生薬として、縮砂、厚朴、枳実、陳皮、香附子、木香、柴胡などがある。それらを主薬とする漢方薬は理気薬と呼ばれる。

裏急後重　りきゅうこうじゅう tenesmus
便意を催すのに排便がない、または便意はあっても少量しか出ず、頻回に便意を催す状態。裏急とは腹裏急痛の略で排便前に腹痛があって便意が急迫すること、後重とは肛重に通じ、頻回に便意を感じながら肛門部に苦痛を感じることをいう。渋り腹と同義。

痢疾　りしつ acute diarrhea
陽の下痢。症状が激しい急性、炎症性の下痢。いわゆる渋り腹（裏急後重）。細菌性、ウイルス性、食中毒によるもの。五苓散、胃苓湯が第一選択となる。⇔ 泄瀉

裏証　りしょう internal pattern (syndrome)
表とは体表部のことで、裏とは身体内部の臓器、消化器を示す。裏に現れる症状を裏証と呼ぶ。

利水　りすい modulating hydrostasis
水滞による病状を改善させること。利尿薬とは異なり、脱水時に投与しても尿量は増加しない。

裏熱　りねつ interior heat
裏（体内）に熱がある状態。胃腸の実熱、肺胃の実熱、肝胆のうつ熱をさす。口渇や便秘などの症状がある。陽明病期にみられ、清熱法を用いる。

六病位　ろくびょうい six stage pattern
漢方医学の病態認識の一つ。発熱性疾患の進行過程を太陽病、少陽病、陽明病、太陰病、少陰病、厥陰病の6つの病期に分ける。

【ワ】

和解　わかい detoxification
臓腑の機能を調和させて病邪を除く。半表半裏、少陽病の治療法で、柴胡薬を用いる。

和剤局方　わざいきょくほう Wazaikyokuho (Héjì Júfāng)
大観年間（1107-1110）に宋の太医局にて発行された医薬品の処方集の名称。『太平恵民和剤局方』（1151）をさす場合もある。

索引

和文

【あ】

噯気…105
悪液質…95
欠伸…51
安胎…88
安胎薬…79

【い】

胃…139
胃アトニー…105,109,110,115
胃炎…86,95,104,107,109,110,115
胃潰瘍…104, 105
胃拡張…105, 109, 115
胃下垂…105,109,110,111,115
怒り…38
胃管…18,89
息切れ…36,112
息苦しさ 51
胃痙攣…70,104
胃酸過多…40,104,196,110
胃弱…31,84,105,109,111,112
萎縮腎…106,109,110
胃食道逆流症…95
胃神経症…105
遺精…113
胃蠕動…21
胃蠕動抑制…86
胃腸炎…16,108,113,114
胃腸カタル…109,114
胃腸虚弱…109
胃痛…40,42,95,109,110
胃適応性弛緩…125
胃適応性弛緩促進作用…21
遺伝性血管性浮腫…64
移動性盲腸…109
易怒性…38
胃内容停滞…86
胃排出促進作用…21,86
胃排出能促進…125
異病同治…94

いぼ痔…107
胃もたれ…95
医療資源…94
陰…40,121
陰萎…106,110,113,114
陰虚…94,96,111,144,
咽喉頭異常感症…95,
陰証…23
咽中炙臠…25,38,39
咽頭痛…29,31,32,73,104
陰嚢水腫…77,115
陰部湿疹…108
陰部掻痒症…60
陰部痒痛…108

【う】

うがい…29,32,73
右側型鼓音…47
うつ病…36
運動麻痺…53
温病…29

【え】

エキス製剤…17,118
壊死…71,138
嚥下反射…22
炎症性サイトカイン…13,22,90
炎症性疾患…103
炎症性腫脹…25,52,68,69
炎症性腸疾患…42
塩類下剤…43

【お】

嘔気…40,44,51,68,79,101,105
黄疸…45,87,88,106,107,114
嘔吐…16,30,31,39,40,44,45,50,
67,79,89,95,104,106,108,109,
110,112,114
往来寒熱…30,121
悪寒…30,31,41,43,57,62

瘀血…13,25,46,47,48,52,53,56,
58,59,60,65,71,82,88,89,91,93,
96,115,129,130,136,138,142,
144
悪心…39,40,50,67,101,106,112,
114
悪阻…16,25,39,78,79,88,95,105,
109,110,112,114
悪熱…30
瘀斑…94,144
温散…121,127
温熱…32
温熱作用…45,91
温病…29
温補薬…119
温裏補陽…50
温裏補陽作用…71
温裏補陽薬…109

【か】

火…139
外脊…81
外耳炎…73
外傷…25,53,54,58,82
外傷性頸部症候群…25
咳嗽…24,25,29,30,32,33,78,79,
99,103,104,105,109,112
外毒素…92
回陽…88
潰瘍…71
潰瘍性大腸炎…95,138
化学損傷…69
香川修庵…58
過換気症候群…51,135
牙関緊急…92
角膜炎…103
かすみ目…110
風邪…29,96,104,109,112
加速度病…22
肩関節炎…52
肩関節周囲炎…52
過多月経…111

肩こり…62,95,103,104,106,107
片麻痺…54
脚気…56,109,110,113,114
脚気衝心…47
脚気心…47
喀血…95,107
化膿症…108
化膿性関節炎…57
化膿性皮膚疾患…108
下半身浮腫…107
過敏性腸症候群…95
下腹部痛…110
花粉症…95
寒…71
肝…139
眼圧…82
乾嘔…39,41
肝機能障害…16,22,95,101,105,106
眼球突出…47
肝硬変…56,107
完穀下痢…121,
眼脂…81
眼精疲労…113
間質性肺炎…33,87,92,101
寒証…23
顔色不良…56
汗疹…108
乾性咳嗽…22,29
関節炎…95,115
関節血腫…58
関節水腫…55
関節痛…16,29,52,114,136
関節リウマチ…103,104,109,114,115
感染性胃腸炎…41
感染性腸炎…40
眼痛…82
肝斑…111,114,116
感冒…78,103,104,105,110
感冒回復期…95
顔面紅潮…35,38,67,68,84,85
寒冷…32
寒冷暴露…71

【き】

偽アルドステロン症…20,55,92,100
気管支炎…33,95,103,104,105,112,115
気管支喘息…16,32,95,103,104,105,106,115
気逆…24,25,38,129,130,133
気虚…24,91,94,96,110,111,129,130
気血水…24,25,56,129
気血双補…56
気血双補薬…111,138
気血両虚…96
気滞…24,43,52,53,112,129,130
偽痛風…25,46,47,95
吃逆…16,33,34,95,109,132
気道滋潤作用…22
気道熱傷…69
肌肉…139
機能性ディスペプシア…95
気の上衝…59
逆流性食道炎…39,40
急性胃炎…39
急性胃腸炎…22,39,95,105,114
急性胃腸カタル…106
急性胃粘膜病変…38,40
急性咽頭炎…16
急性炎症…46
急性肝炎…87
急性肝機能障害…88
急性上気道炎…16,79,95,128
急性膵炎…89
急性虫垂炎…44
急性腸炎…40
急性脳症…29
急性皮膚疾患…108
急性扁桃炎…73
急迫…25,51,130
胸脇苦満…39,45,89,99,121,129,134
強心作用…91
胸水…22,95
胸滞…24
恐怖…51,112

胸部圧迫感…30
胸膜炎…105,114
鏡面状…96
虚実挟雑…23
虚弱…32,52,53,54,95,109,110
虚弱体質…40,105
虚証…23,42,85,87,99
巨大結腸…25
去痰作用…22
起立性調節障害…95
切れ痔…107
筋…139
筋壊死…93
筋炎…115
筋痙攣…21,33,51,55,92,123
緊張型頭痛…49,95
筋肉痛…29,52,114,136

【く】

空気嚥下症…25,38
駆瘀血…56,88,93,
駆瘀血作用…43,58,87
駆瘀血薬…44,46,48,53,58,60,65,66,77,91,129,136,142,143
口…139
嚔（くしゃみ）…29,31,74
群発頭痛…49

【け】

経穴…34
頸肩腕症候群…52,95
憩室炎…44
痙笑…92
頸椎捻挫…25,54,59
痙攣…16,79,85
下血…107
血圧上昇…100
血液浄化療法…101
血液透析…55
結核…110
血管透過性…82,83,89,90
血管透過性亢進…69,82,89,90
血虚…25,38,71,88,91,99,110,111,129,138,142,144
月経関連片頭痛…50

和文

月経困難症…80,95,105,106,112,114
月経時片頭痛…50
月経痛…41,80,111
月経不順…95,105,106,111,114,115,116
月経前症候群…95
血腫…25,52,58,93
結晶性関節炎…46
血清病…68,69
厥陰病…71,91,121,127,136,142
血尿…76,77,107
血便…40
結膜…81
結膜炎…81,95,103,115,139
結膜下出血…81,82
結膜充血…35
結膜浮腫…82
血脈…139
血流増加作用…21,86
解熱…88
解表…30
解表薬…103
下痢…30,31,39,40,41,44,48,80,95,99,102,104107,109,112,114
健胃作用…70
減黄…88
減黄作用…22
幻滅期…96

【こ】

抗炎症作用…22,37,40,41,58,65,69,86,90,124,125
口渇…30,39,40,50,67,104
睾丸炎…16,95,116
抗癌剤…37,96
交感神経刺激作用…100
行気…88
後弓反張…92
抗菌作用…37
口苦…24
剛痙…24
高血圧症…16,35,50,65,74,79,82,85,95,106,107,109,110,111,113,116
虹彩…81

虹彩炎…139
交差反応…100
抗酸化作用…22,58,90,91
抗酸化力…17,126
甲状腺機能亢進症…36,47,48
甲状腺機能低下症…95
甲状腺腫…95
抗毒素…68,69
口内炎…16,37,39,95,105,107,122
抗認知症作用…84
高熱…16,29,30,43,75,79,91
更年期障害…36,95,105,106,107,110,111,112,114,116
更年期神経症…105
紅斑…62
合病…30,31,91,131
後鼻漏…74
項部緊張…30
項部痛…31
興奮…84,85,130
合方…31
硬膜下血腫…83,95
高メディエーター血症…89
肛門周囲炎…61
肛門周囲膿瘍…60,61
肛門出血…107
誤嚥性肺炎…38
五官…139
呼吸促迫…92
五行…139
こしけ…108
五臓…139
五臓論…81
五体…139
骨…139
骨盤腹膜炎…44
五腑…139
腓返り…21,78,95
五苓散ファースト療法…58
金…139

【さ】

災害医療…94,95
再建期…96
柴胡薬…23,50,52,53,87,89,121,129

臍上悸…36,129,133
坐骨神経痛…95,110,114
嗄声…95,112
殺菌能…28
殺虫作用…41
三陰合病…143
産後…88
三叉神経痛…50,95
残尿感…107,108
三陽合病…91,142,143

【し】

滋陰作用…48
耳介血腫…58
資化菌…17
痔核…105,107
痔核痛…107
耳下腺炎…95
自家中毒…40,109
子癇…79,80
自汗…31,32
止汗作用…70,92
子宮下垂…110
子宮筋腫…95
子宮収縮作用…102
子宮脱…95
子宮内膜症…95,108,115,116
止血作用…35,74,76
歯痕…94,144
四肢厥冷…121
志室…76
痔疾患…95,106,110,116
痔出血…60,95,107,111
滋潤作用…22,70,92
弛張熱…32
歯痛…37,95,107
痔痛…16
膝関節炎…55
実証…23,99
湿疹…95,105,106,108,109,114,116
湿疹三角…136
湿痰…29
しびれ…25,51,53,54,56,101,110
しぼり腹…109
しぼり生姜…79

和文

耳鳴…107,114
凍瘡（しもやけ）…71,110,111,114,116,137
瀉下…30,42,121,127
瀉下作用…43,58,87,106
瀉下薬…106
瀉法…22,120
縦隔血腫…58
周期性嘔吐症…39
柔痙…24
十二指腸潰瘍…105
宿酔…22,67,95,107
腫脹…52,55,57,58,63,69
出血傾向…69
出血毒…69
授乳…80,102
馴化…70
証…23
少陰病…71,121,127,136
消炎解熱作用…73
消炎作用…70
障害因子…12,118
消化管運動促進作用…21
消化管出血…17
消化不良…39,40,104,105,109,110,115
傷寒…29
承気湯類…121
滋養強壮作用…92
衝心…109
小腸…139
小児疳症…112,113
小児喘息…103,105
小児便秘…109
上熱下寒…38
小腹急結…134
少陽…104
少陽病…30,31,121,127,136
暑気あたり…105
食後投与…19,122
食積…39
食前投与…19,122
褥瘡…89
食中毒…106,113
食道異物…38
食欲増進作用…86
食欲不振…95,105,106,109,110,

111,112
自律神経系過緊張…92
痔瘻…60,61
心…139
腎…139
腎炎…95,107,110,114,115
心下痞…36,133
心下痞硬…31,39,40,47,134
心窩部痛…105
心悸亢進…36,107
腎機能障害…63,95
腎虚…53
神経炎症…22,52,84
神経過敏…56,99
神経質…104
神経症…39,95,105,106,107,108,111,113,114
神経障害…93
神経衰弱…103,105,106111,112,113
神経性胃炎…95,96,105,110,112
神経性食道狭窄症…112
神経性頭痛…112
神経痛…103,104,105,114
神経毒…69
腎結石…104,107
尋常性痤瘡…95,106,108,114,116
心身一如…85
振戦…38,47,54
心臓衰弱…105
腎臓病…105,115
心臓弁膜症…109
新陳代謝亢進作用…91
心の外傷後ストレス障害…85
身熱…30
心不全…109
蕁麻疹…16,62,68,95,103,106,107,108,109

【す】

水…139
膵炎…105
水逆…39,40,41
水瀉性下痢…105
水滞…69,91,129,130,133

水痘…63
水毒…13,25,40,49,52,53,62,63,64,65,67,68,69,71,72,77,83,90,93,94,99,114,129,133,138,144
水分代謝調節作用…125
水疱…64,71,138
髄膜炎…73
水様下痢…39,121
頭重感…35,49,50,107
頭痛…16,22,25,29,31,32,35,40,50,51,62,67,68,74,95,103,104,109,110,112,113,114,115
ストレス…36,49,50,52,86,99
頭冒…49

【せ】

清解…28,30,121,127
正気…23,40,121
精巣炎…73
生体反応…72
生体防御…13,28,129
生体防御反応…28
清熱…56,73,88
清熱作用…43,62,70,85,89
清熱薬…35,62,67,74,107
聖薬…87,88
脊髄疾患…109
咳反射…22
癤…108,115
舌…139
舌炎…122
泄瀉…40,41
舌診…94
舌痛症…37
切迫流産…78
線維化抑制作用…22
先外後内…31
先急後緩…31
煎じ薬…17,118
全身倦怠…112
全身性炎症反応症候群…90
前庭神経炎…72
先表後裏…31
前房水…82
せん妄…16,22,56,83,93,95
前立腺肥大…95,110

索引　159

和文

【そ】

爪下血腫…58
創傷治癒遅延…59,89
創部痛…65
搔痒…62
搔痒感…66,67

【た】

太陰病…31,121,127,136
体液の偏在…25
太極…24
帯下…116
帯状疱疹…25,63,64,95
帯状疱疹ウイルス…63
帯状疱疹後神経痛…50,63,95
大腸…139
大腸刺激性下剤…43
大腸内視鏡検査…102
太陽病…30,31,41,62,74,81,121,127,136
多汗症…95,110,115
多剤併用…12
多愁訴…38
多成分系…15,118
脱臼…57
脱肛…95,107,110,114
脱水…36,56
脱水症…70
脱毛症…113
多糖体…17
多発外傷…19
打撲…58,95,116
胆…139
短所是正型…17,120
単成分系…118
胆石症…16,42,45,95,104,105,106
胆嚢炎…95,104,105,106,107
蛋白尿…79

【ち】

蓄膿症…74,104,114
地図状…96

膣炎…108
血の道症…104,105,107,111,113,116
中耳炎…73,95,103
中心静脈カテーテル留置…90
虫垂炎…109
中枢神経障害…63
中枢性鎮痛作用…21,57,123
注腸…18,42
中風…29
中庸…24,130
腸炎…95,109
腸カタル…104
腸管運動亢進作用…21,41,86,124
腸管壊…91
腸管血流増加作用…41,86,124
腸管蠕動…21
腸管浮腫…89
腸間膜静脈硬化症…102
長所伸展型…25,120
腸蠕動不全…86
潮熱…43
鎮咳作用…92
鎮痙作用…52,92
鎮痛作用…37,52,89,91,92

【つ】

痛風…25,46
痛風発作…95
通便…88
経穴…34

【て】

手足口病…37
低カリウム血症…100
低血圧…72,95,109,110,111,115
低体温症…71
低分子…17
寺澤ポイント…34,132
電解質異常…56
癲癇…114
天突…34,132

【と】

土…139
盗汗…95,99,110,111
動悸…36,47,51,52,65,95,101,106,107,112,114
瞳孔…81
凍傷…71,95,110,138
疼痛…37,53,57,63,69,76,93
糖尿病…95,106,107,110,114
糖尿病性神経障害…56, 95
頭部外傷…50.54,58,59
動物咬傷…25,95
動脈硬化症…50,113,116
動揺病…22,95
毒蛇…69
毒蛇咬傷…69
吐血…95,107
特発性浮腫…64
吞酸…39
貪食能…28

【な】

内眥…81
内痔核…60
内出血…19
夏やせ…110,112
難治性感染症…26, 95
難治性疼痛…52
軟便…41,44,80

【に】

乳汁分泌不全…80
乳腺炎…23,80,95,103
尿管結石症…16,21,95
尿失禁…95
尿中毒薬物定性検査…100
尿道炎…107,108
尿道損傷…76
尿毒症…114
尿路結石症…76
妊娠…33,65,78
妊娠高血圧症候群…79
妊娠腎…115

和文

認知症の周辺症状…22
妊婦…102

【ぬ】

微温湯…15

【ね】

熱感…55,57,63,66
熱痙攣…16,70
熱産生障害…71
熱証…23,43,107
熱傷…25,69,70,89,95
熱性疾患…107
熱痰…29
熱中症…16,56,70,95,107,112,
　113,114
粘血便…40
捻挫…58,95
粘稠痰…33,99
粘膜修復作用…37

【の】

脳溢血…106,107,109
脳血管障害…53,72
脳出血…109
膿性痰…33
膿栓…73
脳浮腫…83
膿疱…68
膿瘍…44
喉ちく風邪…99
逆上せ…35,38,101,106,107
乗り物酔い…22

【は】

肺…139
肺炎…29,33,95,105
梅核気…25
敗血症…43,90,142,143
配糖体…17,18,41,122
排尿困難…95,108,110
排尿障害…95
排尿痛…107,108

排膿去痰作用…73
歯ぎしり…95
白癬症…108
白内障…139
把持痛…56
破傷風…16,20,21,24,92,95,100
発汗…28,47,121,127
発汗解表作用…73
発汗療法…74
醗酵性下痢…105
発散…62
抜歯後疼痛…107
発熱…28,30,31,36,41,57
鼻…139
鼻風邪…103
煩驚…99
瘢痕…59,66
胖大…94,144
半表半裏…104,121,127

【ひ】

脾…139
冷え症…15,33,34,40,43,56,65,74,
　76,95,99,105,111,114,116,134
鼻炎…75,95,104
微温湯…15
皮下血腫…25
皮下出血…19, 69,89
鼻カタル…104
脾虚…96
肥厚性瘢痕…59,65
被災地支援…94
鼻汁…29,31,74,75
鼻出血…16,17,74,95,107
微小循環障害…13,25,46
微熱…74
非びらん性胃食道逆流症…95
腓腹筋痙攣…56
腓腹筋把持痛…47,55,56
皮膚枯燥…56
皮膚掻痒症…16,95,107,108,110
皮膚病…115
鼻閉…74,104
鼻閉塞…103
肥満…35,106,115
皮毛…139

白虎湯類…30,121
表…31,121,127
病邪…12,23,25,30,104,121,143
表証…23,24,62,103
標治…13,21,120
疲労倦怠…110,111
貧血…43,92,105,108,109,110,
　111,114
頻尿…108,110
頻脈…47

【ふ】

不安…36,51,107,130
不安神経症…25,95,105,112
腹診…94
腹水…22,95
腹直筋攣急…129
腹痛…16,41,42,44,45,51,80,95,
　102,104,109,113,134
副鼻腔炎…75,95
腹部膨満…25,42, 102
腹部膨満感…45
腹壁下血腫…58
腹膜炎…95,109,116
腹膜刺激症状…96
腹満…39,89,99,134
腹鳴…39,41,67
浮腫…22,38,47,56,62,63,64,69,
　78,79,80,89,95,100,105,106,
　108,110,112,114,115,138
扶正祛邪…23
不正器出血…95
二日酔い…16,22,39,40,67,105,
　107,108,114
不妊症…114
不眠…35,47,51,95,105,106,107,
　111,113,114,139

【へ】

併病…30,31,91,131
変形性膝関節症…55,115
片頭痛…16,39,49,50,103,109
扁桃炎…16,95,103,105,107
扁桃周囲炎…16,105,107
扁桃周囲膿瘍…73

和文

扁桃腺炎…108
扁桃腺肥大…108
便秘…16,35,36,38,39,42,43,54,
  74,82,87,95,99,102,105,106,
  107, 116

【ほ】

防衛反応…12,13
蜂窩織炎…16,25,63
防御反応…118
膀胱…139
膀胱炎…95
膀胱カタル…106,107,108,110,
  114
膀胱結石…104,107
膨疹…62
茫然自失期…96
補気薬…110
補血…56,74,88
補血薬…142
補瀉の原理…22
補腎薬…53
発赤…57,63,64
哺乳困難…103
補法…22,25,120
補薬…87
補陽…56
補陽作用…71
本治…13,21,120
奔豚病…25

【ま】

末梢循環障害…71
末梢性筋弛緩作用…21,55,57,123
末梢性鎮咳作用…22
麻痺性イレウス…16,41
慢性胃炎…110
慢性胃腸カタル…105
慢性胃腸障害…105
慢性肝炎…95,105
慢性腎炎…95,109,113
慢性腎不全…95
慢性膵炎…95
慢性鼻炎…95,104
慢性疲労症候群…95

慢性副鼻腔炎…95
慢性扁桃腺炎…108

【み】

耳…139
耳鳴…107,114
脈診…94,96,

【む】

無汗…29,30,31
無苔…96
胸焼け…39,105

【め】

眼…139
めまい…16,22,38,50,51,63,65,72,
  95,107,114,115
免疫疾患…96
面疔…108

【も】

網状皮斑…91,142
盲腸炎…44
木…139

【や】

夜間頻尿…65
夜驚症…95,113
夜啼症…95,109,112,113,114
夜尿症…95,109,114

【ゆ】

湯あたり…70
疣贅…114
有痛性筋痙攣…16,21,54,55,70,
  95,104
憂慮…51

【よ】

陽…40,121

癰…108,115
陽証…23
腰痛…53,95,110,114
陽明病…24,30,43,74,121,127,
  136
予期不安…51
抑うつ…21,26,95,130
翼状片…115
浴湯反応…70
夜泣き…85

【り】

裏…24,31,43,121,127
裏寒…109
裏寒証…40
理気…50,56
理気薬…52,86,112
裏急後重…40
痢疾…40,41
裏証…23
利水…50,52,56,64,65,69,82,91,93
利水薬…46,64,67,69,79,114,119,
  120
利胆作用…22
溜飲症…115
流行性耳下腺炎…73
流産…102
硫酸マグネシウム…43
良性発作性頭位めまい症…72
緑内障…50,82
淋病…107

【ろ】

老人性湿疹…110
老人性掻痒症…109
六病位…13,23,30,71,121,128
肋膜炎…105

【わ】

和解…30,121
和解薬…104
和剤局方…49

和文

【ア行】

アクアポリン…22,83,125
アコニチン…101
アストログリア…22,52
アトピー性皮膚炎…95
アナフィラキシー…68,69
アニサキス症…41,42
アブ…68
アルカロイド…19,122
アレルギー疾患…96
アレルギー性結膜炎…81,95,104
アレルギー性鼻炎…16,104
アントラキノン誘導体…102
イレウス…86,89
インターフェロン製剤…87
インフルエンザ…16,29,31,103,128
エキス製剤…17,118
エフェドリン…100
オーダーメイド…118

【カ行】

クインケ浮腫…62
グリア細胞…22,52
グリチルリチン…100
グリチルレチン酸…100
グルタミン酸…22
グレリン…21,125
ケミカルメディエーター…13,69,90,119
ケロイド…59,65
コンパートメント症候群…93

【サ行】

サイトカイン産生抑制作用…91

サブスタンスP分泌増加作用…22
サルコペニ…85
シネンセチン…84
セアカゴケグモ…68
セロトニン…22,49,68

【タ行】

チアノーゼ…121
チャレンジテスト…101
テネスムス…40
テーラーメイド…118
ドパミン…68
ドパミン分泌増加作用…22
トリカブト…101

【ナ行】

ナルコレプシー…95
ネフローゼ…95,107,109,110,114,115
ノビレチン…84
ノロウイルス…31

【ハ行】

ハイブリッド型医療…14
パーキンソン症候群…72
パーキンソン病…95
ハチ刺症…68
パニック障害…36
パニック発作…16,25,51,95,130,135
ハネムーン期…96
ハブ…69
ヒアリ…68
ヒスタミン…68
ヒステリー…104,114
ビタミンB_1…47

ピロリン酸2水和物…46
ブヨ…68
フレイル…85,141
プロテアーゼ…68
ベーカー嚢腫…55
ベルベリン…37
ホスフォリパーゼ…68
ポリファーマシー…12

【マ行】

マムシ…69
マムシ咬傷…25
ミオパチー…100
ミクログリア…22,52,84
ムカデ刺症…68
メニエール病…72

【ヤ行】

ヤマカガシ…69

【ラ行】

リンパ管腫…64
リンパ系疾患…13
リンパ腺炎…95,103,105,108
リンパ浮腫…47,72

索引 163

英文　数字、その他

【C】

Clostridium tetani…92
Cold shock…90,91,142,143
CT…102
Cullen 徴候…89
cytotoxic edema…83
C1 インヒビター…64

【D】

dizziness…16

【F】

FD (functional dyspepsia)…95

【G】

GERD (gastroesophageal reflux disease)…95
Grey-Turner 徴候…89

【I】

ICU-AD (ICU- acquired delirium)…83
IL-18…91

【M】

MDRP (multi-drug resistant Pseudomonas aeruginosa)…91

MRSA (methicillin-resistant Staphylococcus aureus)…26,91

【N】

NERD (non-erosive reflux disease)…95

【P】

PICS (post-intensive care syndrome)…84,85,140
PIH (pregnancy induced hypertension)…79,80
PTSD (post traumatic stress disorder)…85,96,140

【Q】

quick SOFA (sequential organ failure assessment)…91

【S】

SIRS (systemic inflammatory response syndrome)…90
Surtuin1 遺伝子…21

【T】

Thorn の基準…64
TNF (tumor necrosis factor) 抑制作用…90

【V】

vasogenic edema…83

【W】

Warm shock…90,91,142,143

【3】

3 包療法…17,32,57,72,76

【18】

18β-グリチルレチニル-3-O-硫酸…100

【β】

β-D-グルカン…17

漢方処方

【あ行】

安中散…15,40,41,42,80,98,134
胃苓湯…39,40,41,98,113
茵蔯蒿湯…16,22,45,62,63,87,88,
　99,102,107,126,133
茵蔯五苓散…67,68,88,108
温清飲…74,138
越婢加朮湯…25,31,46,47,50,54,
　55,57,62,63,64,65,68,69,70,77,
　81,82,95,98,100,114,121,136,
　139
黄芩加半夏生姜湯…30
黄芩湯…30,98,101,104
黄連解毒湯…16,17,35,40,45,60,
　62,63,64,65,66,67,68,74,82,84,
　85,88,89,95,101,102,107,133,
　136,138,145
黄連湯…67
乙字湯…80,98,101,102,107

【か行】

葛根加朮附湯…52,53,104
葛根加半夏湯…30
葛根湯…15,20,23,24,29,30,31,41,
　52,53,62,73,74,80,81,92,93,95,
　96,98,99,100,103,121,128,136
葛根湯加川芎辛夷…74,75,98,
　100,104
加味帰脾湯…98,102,111,139,
　140,141,145
加味逍遙散…37,38,88,98,99,102,
　105,130,145
甘草湯…37,98
甘麦大棗湯…16,25,51,85,98,113,
　130,135,141
桔梗石膏…73,75,81
桔梗湯…16,32,73,98,107,128
芎帰膠艾湯…60,74,98,111,138
芎帰調血飲第一加減…88
銀翹散…29,98,104

九味檳榔湯…47,55,56,113
荊芥連翹湯…138
桂枝加芍薬湯…42,43,85,121,134,
　140,145
桂枝加朮附湯…52,53,101,115,
　121,136
桂枝加竜骨牡蛎湯…38,48,85,99,
　113,130
桂枝湯…24,31,32,98,103,121,128
桂枝二越婢加朮湯…31
桂枝人参湯…31
桂枝茯苓丸…25,33,46,48,53,54,
　57,59,60,65,66,71,77,82,83,88,
　89,91,95,99,116,134,136,137,
　141
桂麻各半湯…31,62,100
香蘇散…29,31,32,62,72,78,79,80,
　86,98,112,128,130,140
五虎湯…32,81,100,103
牛車腎気丸…53,56,65,101,110,
　136,139,140,141
呉茱萸湯…16,33,34,39,49,50,51,
　67,109
五苓散…17,22,25,38,39,40,41,49,
　50,51,54,56,59,65,67,68,69,70,
　71,72,77,78,80,82,83,88,93,95,
　100,114,125,138,

【さ行】

柴胡加竜骨牡蛎湯…35,36,50,99,
　101,113,129,140,145
柴胡桂枝乾姜湯…31,98,101,105,
　121,129,140,145
柴胡桂枝湯…29,31,88,88,89,98,
　101,105,121,129,133,134,139
柴胡清肝湯…74,98,101,102,108,
　138
柴朴湯…32,101,105,140
柴苓湯…25,39,40,41,44,47,56,
　65,66,68,69,70,72,77,78,83,88,
　89,90,91,93,98,101,105,142,
　143

三黄瀉心湯…16,35,36,38,74,82,
　88,101,102,107,133
酸棗仁湯…84,98,113,145
滋陰至宝湯…98,99,112
四逆散…89,98,104,129,134
四君子湯…138
梔子柏皮湯…98,99,102,107,133
七物降下湯…35,111,138
四物湯…38,72,74,85,88,91,110,
　138,140,145
炙甘草湯…36,48,112
芍薬甘草湯…16,20,21,24,33,34,
　37,40,41,42,45,46,50,52,53,54,
　55,56,57,60,70,76,78,80,92,93,
　95,98,104,121,123,134,135,
　136
十全大補湯…26,37,56,60,61,87,
　89,90,92,98,111,138,140
十味敗毒湯…61,62,68,98,108,
　136
小建中湯…41,42,43,44,77,88,95,
　98,134
小柴胡湯…15,29,32,33,38,45,62,
　73,78,79,80,87,88,90,91,95,96,
　98,99,101,105,121,128,129,
　133,134,142,143
小柴胡湯加桔梗石膏…73,75,98,
　101,105
小青竜湯…29,31,32,81,95,98,99,
　100,104,128,132
小半夏加茯苓湯…16,17,39,78,
　79,88,114
消風散…62,98,108,136
辛夷清肺湯…74
真武湯…40,41,65,72,99,101,109,
　121
清暑益気湯…70,98,112
清心蓮子飲…98,99,101,108
清肺湯…33,98,99,101,102,108
川芎茶調散…29,32,49,50,51,98,
　104,128
疎経活血湯…25,53,54,55,56,59,
　98,136,138

漢方処方

【た行】

大黄甘草湯…16,43,102,106
大黄牡丹皮湯…44,61,65,66,102,106,134
大建中湯…16,21,41,42,43,76,80,86,87,89,109,121,124,134
大柴胡湯…24,39,42,45,53,54,63,80,88,93,101,102,106,121,129,134,136,145
大承気湯…16,24,30,43,86,87,91,93,102,106,142,143
治打撲一方…15,19,25,50,54,58,59,69,82,83,93,98,102,116,121,134,136,138,141
中建中湯…42
釣藤散…35,49,50,51,72,98,113,139,140
腸癰湯…44,115
猪苓湯…21,76,77,107
猪苓湯合四物湯…76,77,108
通導散…19,25,54,59,65,66,98,102,116,136
通脈四逆湯…121
桃核承気湯…43,65,66,88,102,116,133,134
当帰飲子…138
当帰四逆加呉茱萸生姜湯…71,98,110,121,134,137,138
当帰芍薬散…43,78,79,80,88,99,114

【な行】

二陳湯…78,79,112,132
女神散…38,98,99,101,113

人参湯…40,41,98,99,109,121
人参養栄湯…85,92,98,111,138,140,141,145

【は行】

排膿散及湯…44,57,60,61,63,68,71,80,89,90,98,108,136,138
麦門冬湯…22,29,32,33,69,78,79,98,111,128,132
八味地黄丸…35,36,53,54,56,88,95,99,101,110,136,139,141
八珍湯…138
半夏厚朴湯…22,25,29,32,38,42,78,79,86,87,95,112,128,130,132,135,143
半夏瀉心湯…15,34,37,39,40,41,67,98,99,101,105,121,134
半夏白朮天麻湯…115
白虎加人参湯…29,56,70,98,107
白虎湯…30,121
茯苓飲…39,86,115
茯苓飲合半夏厚朴湯…39,40,86,87,115
茯苓四逆湯…121
附子湯…121
平胃散…39,41
防已黄耆湯…47,55,65,115
防風通聖散…35,106
補中益気湯…26,34,87,92,95,98,99,110,139,141,145

【ま行】

麻黄湯…16,29,30,31,74,98,99,100,103,121,128
麻黄附子細辛湯…16,29,31,32,62,71,96,99,100,101,103,121,128,136
麻杏甘石湯…16,29,32,33,47,52,82,98,100,103,121,132
麻杏薏甘湯…16,52,55,98,100,114,136
麻子仁丸…43,102,106

【や行】

薏苡仁湯…55
抑肝散…15,22,38,49,50,51,52,53,56,72,83,84,95,98,112,130,135,136,139,141,145
抑肝散加陳皮半夏…56,84,85,98,112,140

【ら行】

六君子湯…21,78,86,95,98,110,125,139
立効散…37,98,107
竜胆瀉肝湯…73,77,98,101,108,138
苓甘姜味辛夏仁湯…98,99,115
苓姜朮甘湯…65,98,114
苓桂朮甘湯…16,25,36,51,65,72,95,98,114,130,133,135,141

生薬

【あ行】

阿膠…74,107,108,111,112
威霊仙…115
茵蔯蒿…62,87,88,107,108,126,133
茴香…41,109
延胡索…109
黄耆…108,110,111,112,115
黄芩…35,62,67,74,85,101,104,105,106,107,108,113,129,133
黄柏…35,62,67,70,74,107,108,111,112,133
黄連…35,37,62,67,74,85,105,107,108,113,133
遠志…84,111

【か行】

艾葉…74,111
葛根…52,92,103,104
滑石…106,107,108
栝楼根…105,108
乾姜…40,104,105,109,114,115
甘草…20,25,33,51,52,55,59,92,100,103,104,105,106,107,108,109,110,111,112,113,114,115,116,130,133
桔梗…73,104,105,106,107,108
菊花…113
枳実…78,104,106,108,115,116
橘皮…113
羌活…104
杏仁…103,106,114,115
金銀花…104
苦参…108
荊芥…104,106,108
桂皮…40,41,52,59,92,98,103,104,105,108,109,110,111,112,113,114,115,116
膠飴…42,109
紅花…78,116

コウジン（紅参）…92
香附子…88,104,112,113
粳米…107,111
厚朴…105,106,112,113,115,116
牛膝…110
呉茱萸…47,49,109,110,113,121
牛蒡子…104,108
胡麻…108
五味子…70,92,104,109,111,112,115

【さ行】

柴胡…49,50,62,69,104,105,106,107,108,110,111,112,113,121,129
細辛…103,104,107,110,115
山梔子…35,62,67,74,85,102,105,106,107,108,111,126,133
山茱萸…110
山椒…109,121
酸棗仁…84,111,113
山薬…110
地黄…74,98,108,110,111,112
地骨皮…108,112
炙甘草…112
芍薬…43,52,74,89,92,103,104,106,108,109,110,111,112,114,115,116
車前子…108,110
縮砂…109
朮…40
生姜…103,104,105,106,108,109,110,112,113,114,115
小麦…84,113
升麻…107,110
辛夷…74,104
神麹…115
石膏…25,46,70,73,82,103,105,106,107,108,113,114,120,121
川芎…59,74,104,106,108,110,111,112,113,114,115,116
川骨…59,116

蝉退…108
蒼朮…52,82,104,105,108,109,110,111,112,113,114,115
桑白皮…32,103,108
蘇木…116
蘇葉…41,105,112,113,115

【た行】

大黄…42,43,44,58,59,60,62,65,78,87,88,102,106,107,113,116,121,126,133
大棗…103,104,105,106,108,109,110,111,112,113,115
沢瀉…107,108,110,113,114,115
淡竹葉…104
淡豆豉…104
竹筎…109
知母…70,107,108,112,113,121
茶葉…104
丁子…59,113,116
釣藤鉤…84,111,112,113
猪苓…107,108,113,114
陳皮…84,109,110,111,112,113,115,116
天麻…72,115
天門冬…109
冬瓜子…44,106
当帰…74,88,105,106,107,108,110,111,112,113,114,115,116
桃仁…44,78,106,116
独活…108

【な行】

人参…40,70,92,105,107,108,109,110,111,112,113,115

【は行】

貝母…109,112
麦芽…115
麦門冬 70,108,111,112,113

生薬

薄荷…104,105,106,108,112
浜防風…108,115
半夏…40,84,104,105,106,110,
　111,112,113,114,115
白芷…104
白朮…52,105,106,109,110,111,
　112,113,114,115
檳榔子…78,113
茯苓…47,52,105,107,108,109,
　110,111,112,113,114,115,116
附子…40,41,52,54,71,91,101,103,
　104,109,110,115,120,121,142,
　143
防已…115
芒硝（硫酸ナトリウム）…43,
　44,78,106,116

防風…104,106,107,108,113,115
樸樕（桜皮）…59,108,116
牡丹皮…44,105,106,110,115,116
牡蛎…84,105,109,113

【ま行】

麻黄…46,52,82,92,100,103,104,
　106,114,120
麻子仁…48,106,112
木通…108,110,116
木香…111,113

【や行】

薏苡仁…44,59,74,75,114,115

【ら行】

竜眼肉…111
竜骨…84,113
竜胆…107,108,115
良姜…109
羚羊角…104
連翹…104,106,108
蓮肉…108

参考文献

複数の章に出てくる文献は前記にのみ記載した。

総論　第 1 章

1. 中永士師明. 漢方に必要な基礎知識. 秋田県臨床内科医会誌 2009; 28: 3-7.
2. 中永士師明. 漢方治療を考慮する時. 若き当直医の悩み－腹部救急 Q&A. 救急・集中治療 2011; 23: 1405-11.
3. 中永士師明. 救急と集中治療の双方の研修で漢方を理解する. Science of Kampo Medicine 2011; 35: 324-5.
4. 中永士師明. 漢方, 直伝!救急手技プラチナテクニック. 太田祥一編, 羊土社, 東京, 2013; 176-178 頁
5. 中永士師明. 救急医療と漢方. エビデンスに基づく急性期・入院・外来診療で使える漢方薬の定番. Bunkodo Essential & Advanced Mook 第 19 巻, 小野孝彦編, 文光堂, 東京, 2015; 18-21 頁
6. 中永士師明. EBM による救急・集中治療領域の漢方の使い方　改訂第 2 版, ライフ・サイエンス, 東京, 2015
7. 中永士師明. 救急・集中治療領域における漢方治療の位置付け. 日統合医療会誌 2016; 9: 59-64.
8. 中永士師明. 実践的な東洋医学の活用. 医師による東洋医学　西洋医学・東洋医学（漢方・鍼灸）併用へのアプローチ, 予防医療臨床研究会編集部編, 予防医療臨床研究会, 東京, 2017; 1-14 頁
9. Petros C, et al. Structure and distribution of an unrecognized interstitium in human tissues. Scientific Reports 2018; 8: Article number 4947.
10. 中永士師明. 救急医学と漢方. 臨床力をアップする漢方. 加藤士郎編, 中山書店, 東京, 2019; 59-64 頁

総論　第 2 章

1. 中永士師明, 他. 明日から使える漢方実践服薬シリーズ. 救急・集中治療領域. 漢方医薬誌 2015; 23: 4-12.
2. Nakae H, et al. Determination of b-d-glucan and endotoxin levels in Kampo extracts. Acute Med Surg 2015; 2: 77-81.
3. 中永士師明. 脳神経外科領域の急性期に応用可能な漢方薬. 脳神経外科と漢方 2016; 2: 5-9.
4. Nakae H, et al. Serum aconitine concentrations after taking powdered processed Aconiti tuber. Biomedical Res 2008; 29: 225-31.
5. 中永士師明. ブシ末単独服用による手指の皮膚温および組織血流量に及ぼす影響について. 日東医誌 2008; 59: 809-12.
6. Nakae H. Plasma serotonin and interleukin 18 levels after taking powdered processed Aconiti Tuber. J Complement Integr Med 7, Article 34, 2010.

7. 中永士師明. ブシ末単独服用による酸化度・抗酸化力の変化について. 日東医誌 2010; 61:15-8.
8. Nakae H, et al. Serum concentrations of diterpenoid alkaloids after oral administration of powdered processed aconiti root. Pers Med Univers 2014; 3: 54-6.
9. 中永士師明. ブシ末単独服用による高感度 CRP 低下効果の検討. Pers Med Univers (Japanese edition) 2013; 1: 37-41.
10. 中永士師明. 治打撲一方服用による酸化度・抗酸化力の変化について. 日東医誌 2010; 61: 847-52.

総論 第3章

1. Omiya Y, et al. Antinociceptive effect of shakuyakukanzoto, a Kampo medicine, in diabetic mice. J Pharmacol Sci. 2005; 99: 373-80.
2. Kaifuchi N, et al. Effects of shakuyakukanzoto and its absorbed components on twitch contractions induced by physiological Ca^{2+} release in rat skeletal muscle. J Nat Med 2015; 69: 287-95.
3. 中永士師明. 芍薬甘草湯の併用が症状の改善に有効であった破傷風の1例. 日東医誌 2009; 60: 471-6.
4. 中永士師明, 他. 漢方治療を併用した破傷風の1例. 日職災医誌 2012; 60: 108-13.
5. Nakae H, et al. A case of tetanus treated with Kampo medicines such as Kakkonto and Shakuyakukanzoto. Acute Med Surg 2017; 4: 217-20.
6. Nakae H, et al. Localized tetanus treated with Kampo medicines. Trad Kampo Med 2018; 5: 116-9.
7. Kaido T, et al. Effect of herbal medicine daikenchuto on oral and enteral caloric intake after liver transplantation: A multicenter, randomized controlled trial. Nutrition. 2018; 54: 68-75.
8. Arai M, et al. Rikkunshito improves the symptoms in patients with functional dyspepsia, accompanied by an increase in the level of plasma ghrelin. Hepatogastroenterology. 2012; 59: 62-6.
9. Fujitsuka N, et al. Increased ghrelin signaling prolongs survival in mouse models of human aging through activation of sirtuin1. Mol Psychiatry. 2016; 21: 1613-23.
10. Yano Y, et al. Goreisan inhibits upregulation of aquaporin 4 and formation of cerebral edema in the rat model of juvenile hypoxic-ischemic encephalopathy. Evid Based Complement Alternat Med 2017; 2017: 3209219.
11. Kawai K, et al. Inchinkoto, an herbal medicine, exerts beneficial effects in the rat liver under stress with hepatic ischemia-reperfusion and subsequent hepatectomy. Ann Surg 2010; 251: 692-700.
12. Ueki T, et al. Yokukansan increases 5-HT_{1A} receptors in the prefrontal cortex and enhances 5-HT_{1A} receptor agonist-induced behavioral responses in socially isolated mice. Evid Based Complement Alternat Med 2015; 2015: 726471.
13. Furuya M, et al. Yokukansan promotes hippocampal neurogenesis associated with

the suppression of activated microglia in Gunn rat. J Neuroinflammation. 2013; 10: 145.
14. 中永士師明. パニック発作と漢方. 精神科 2015; 27: 175-9.
15. 中永士師明. 漢方処方による鎮痛・鎮静. 救急医学 2017; 41: 1585-90.
16. 中永士師明. しびれに対する漢方治療. Loco Cure 2018; 4: 150-4.
17. Nakae H, et al. Kampo medicines for frailty in locomotor disease. Front Nutr 2018; 5, Article 31, 26 April 2018 https://doi.org/10.3389/fnut.2018.00031
18. 飯塚徳男, 他. 医師の漢方処方に関する経験情報のデータベース化とその有用性〜四肢の冷えに対するアンケート調査報告〜. 日東医誌 2014; 65: 138-47.
19. 中永士師明. 抗酸化力からみた漢方製剤簡易懸濁法の比較. 国際統合医会誌 2011; 3: 62-6.
20. 中永士師明. 抗酸化力からみた同種同効漢方製剤の比較. 国際統合医会誌 2011; 4: 68-72.

各論　第1章

1. 板東正造. 福冨稔明. 山本巌の臨床漢方メディカルユーコン, 京都, 2010.
2. 藤平健. 合病と併病の相違について. 日東医誌 1983; 34: 109-14.
3. 中村謙介. 併病と合病と潜病. 日東医誌 2007; 58: 892-6.
4. 寺澤捷年. 胸脇苦満の発現機序に関する病態生理学的考察−胸脇苦満と横隔膜異常緊張との関連−. 日東医誌 2016; 67: 13-21.
5. 中永士師明, 他. 難治性口腔咽頭潰瘍に対して漢方治療が奏功した1例. Pers Med Univers（Japanese edition）2014; 2: 36-9.
6. 安田一郎, 他. 寄生虫症に有効な和漢薬の研究（第1報）−安中散に含まれるアニサキスⅠ型幼虫運動抑制物質−. 和漢医薬学会誌 1988; 5: 548-9.
7. 中永士師明. 救急外来において大建中湯が奏功した三症例. 日東医誌 2008; 59: 77-81.
8. 中永士師明. 急性盲腸炎に対して漢方治療を併用した1例. 漢方研 2011; 2号: 46-8.
9. 中永士師明. 急性虫垂炎に対して漢方治療を併用した1例. 日職災医誌 2011; 59: 45-8.
10. 中永士師明, 他. オゾン中毒による頭痛に対して釣藤散が有効であった1例. 漢方医 2008; 32: 94.
11. 中永士師明. 一酸化炭素中毒随伴症状に対して漢方処方が有効であった1例. 日職災医誌 2007; 55: 226-8.
12. 中永士師明. パニック発作に対する漢方治療の経験. 日職災医誌 2008; 56: 165-9.
13. 中永士師明. 距骨下関節不安定症に対して漢方治療が有効であった1例. 漢方医 2007; 31: 176.
14. 中永士師明. 頸椎・腰椎捻挫に対して芍薬甘草湯、桂枝茯苓丸、葛根湯の組み合わせが有効であった1例. 漢方医 2007; 31: 33.
15. 中永士師明. 整形外科領域の疼痛疾患に対するブシ末の有用性について. 日東医誌 2009; 60: 81-5.
16. 中永士師明. 疼痛疾患に対するブシ末の有用性について. 日職災医誌 2010; 58: 150-4.
17. 中永士師明, 他：上肢脱力症状に対して抑肝散が有効であった1例. 漢方と診療 2010; 1: 183.

18. 中永士師明, 他. 頸肩腕痛に対する葛根加朮附湯の有効性について. 日東医誌 2011; 62: 744-9.
19. 中永士師明. 有痛性筋痙攣に対して九味檳榔湯が有用であった2例. 漢方研 2012; 12号: 390-2.
20. 中永士師明, 他. 肩関節周囲炎に対する葛根加朮附湯の有用性について. Pers Med Univers (Japanese edition) 2014; 2: 30-5.
21. Nakae H, et al. Comparison of the effects on rib fracture between the traditional Japanese medicine jidabokuippo and Nonsteroidal Anti-Inflammatory Drugs: A randomized controlled trial. Evid Based Complement Alternat Med 2012; 2012: 837958.
22. Nakae H. et al. Jidabokuippo use in patients with fractures of the extremities. Pers Med Univers 2015; 4: 66-9.
23. Nakae H, et al. Traumatic lateral abdominal wall hematoma treated with Kampo medicines. Trad Kampo Med 2015; 2: 102-4.
24. 中永士師明, 他. 外傷に対する治打撲一方の有用性について. 漢方と最新治療 2016; 25: 245-51.
25. 中永士師明. メロンゼリーによる口腔アレルギー症候群に対して香蘇散が著効した1例. 漢方医 2007; 31: 121.
26. Ogawa-Ochiai K, et al. A case of mediastinal lymphangioma successfully treated with Kampo medicine. J Altern Complement Med 2011; 17: 563-5.
27. 佐藤英章, 他. 嚢胞状リンパ管腫（リンパ管奇形）に対する越婢加朮湯の使用経験. 日小外会誌 2016; 52: 1290-4.
28. 中永士師明. 蜂刺症に対して漢方治療が有効であった4例. Pers Med Univers (Japanese edition) 2013; 1: 53-8.
29. 中永士師明. ハチ刺症. Mediacl Practice 2014; 31: 249-51.
30. 中永士師明. マムシ咬傷に対して柴苓湯を併用した2例. 日東医誌 2013; 64: 216-21.
31. 中永士師明, 他. マムシ咬傷後に続発した上肢リンパ浮腫に対して漢方治療が有用であった1例. 日職災医誌 2013; 61: 204-7.
32. 中永士師明. 熱中症に付随した有痛性筋痙攣に対する芍薬甘草湯の治療経験. 日東医誌 2013; 64: 177-83.
33. 中永士師明. 悪阻から風邪を遷延させた症例に対して半夏厚朴湯、補中益気湯の組み合わせが有効であった1例. Medical Kanpo 2008 春号 : 10-11.
34. 石井泰憲, 他. 尿管結石の「指圧」治療. 埼県医会誌 1998; 33: 272-5.

各論　第2章

1. 中永士師明, 他. 重症熱傷に合併したMRSA感染症に対する十全大補湯の使用経験. 日東医誌 2007; 58: 1127-31.
2. Nakae H, et al. Five patients with severe burns and refractory infections treated using the traditional Japanese medicine Juzentaihoto. Pers Med Univers 2013; 2: 41-4.
3. Nakae H, et al. Paralytic ileus induced by glyphosate intoxication successfully treated

using Kampo medicine. Acute Med Surg 2015; 2: 214-8.
4. Nakae H, et al. Multiple organ dysfunction treated with Kampo medicines in the intensive care unit. Trad Kampo Med 2016; 3: 79-81.
5. 山國徹，川畑伊知郎．N 陳皮はノビレチン単体の薬効を凌駕！ ノビレチン高含有陳皮（N 陳皮）の抗認知症作用と薬理学的優位性．日薬理誌 2015; 145: 229-33.
6. 神田橋條治．PTSD の治療．臨精医 2007; 36: 417-33.

各論　第 3 章
1. 高山真，他．東日本大震災における東洋医学による医療活動．日東医誌 2011; 62: 621-6.
2. Nakae H. Role of traditional Japanese medicines in the support of the Great East Japan earthquake-affected areas. Pers Med Univers 2012; 1: 45-8.
3. 木村容子，他．東日本大震災後の揺れ感に対する治療経験 – 半夏厚朴湯を中心に –．日東医誌 2012; 63: 37-40.
4. Numata T, et al. Treatment of posttraumatic stress disorder using the traditional Japanese herbal medicine saikokeishikankyoto: a randomized, observer-blinded, controlled trial in survivors of the great East Japan earthquake and tsunami. Evid Based Complement Alternat Med 2014; 2014: 683293.
5. 高山真．災害被災地での漢方の活用．新薬と臨 2017; 66: 275-87.
6. Miwa M, et al. Medical support with acupuncture and massage therapies for disaster victims. J Gen Fam Med 2018; 19: 15-9.

附 1.
1. Makino T. 3-Monoglucuronyl glycyrrhretinic acid is a possible marker compound related to licorice-induced pseudoaldosteronism. Biol Pharm Bull 2014; 37: 898-902.
2. Ishiuchi K, et al. 18β-glycyrrhetyl-3-O-sulfate would be a causative agent of licorice-induced pseudoaldosteronism. Sci Rep 2019; 9: 1587.
3. 中永士師明，他．甘草による浮腫が甘草減量で軽減しブシ末で冷え症が改善した 1 例．漢方医 2009; 33: 434-5.
4. 中永士師明，他．薬物中毒検出用キットが診断に有用であった鎮咳去痰薬中毒の 1 例．日職災医誌 2014; 62: 202-5.
5. Nakae H, et al. Comparison of false-positive reactions for amphetamine analogs after maoto treatment using two urinary drug-screening kits. Trad Kampo Med 2014; 1: 2-6.
6. 下平秀夫，他．「PMDA 医薬品副作用データベース」を利用した漢方製剤の副作用の解析．医薬品情報 2014; 16: 16-22.
7. Shimizu S, et al. Involvement of herbal medicine as a cause of mesenteric phlebosclerosis: results from a large-scale nationwide survey. J Gastroenterol 2017; 52: 308-14.

著者プロフィール

中永 士師明（なかえ はじめ）

秋田大学大学院医学系研究科医学専攻　病態制御医学系　救急・集中治療医学講座　教授

学歴・職歴		
	1989 年	奈良県立医科大学卒業
	1989 年	大阪大学医学部附属病院特殊救急部
	1990 年	済生会神奈川県病院外科
	1992 年	岩手医科大学高次救急センター
	1995 年	大阪大学医学部附属病院特殊救急部
	1996 年	St. Louis Univ. Dep. of Anesthesiology: visiting assistant research professor
	1997 年	秋田大学医学部救急医学
	2003 年	Prince of Wales Hospital: research fellow（文部科学省在外研究員）
	2004 年	秋田大学医学部　統合医学講座救急・集中治療医学分野　助教授
	2008 年	秋田大学医学部附属病院漢方外来長（兼任）
	2015 年	秋田大学大学院医学系研究科医学専攻　病態制御医学系　救急・集中治療医学講座　教授
		秋田大学医学部附属病院救急部部長（兼任）
		秋田大学医学部附属病院集中治療部部長（兼任）
		現在に至る

資格
- 日本救急医学会専門医・指導医
- 日本集中治療医学会集中治療専門医
- 日本東洋医学会漢方専門医・指導医
- 日本整形外科学会専門医
- 日本熱傷学会専門医
- 日本外傷専門医
- 日本DMAT（総括DMAT）

役職
- 日本救急医学（評議員）
- 日本臨床救急医学会（評議員）
- 日本外傷学会（評議員）
- 日本東洋医学会（代議員）
- 日本アフェレシス学会（理事）

委員
- 秋田県医師会　救急災害医療対策委員会委員長
- 秋田県メディカルコントロール協議会委員会長

急性期 漢方マニュアル

2019年5月25日 第一刷発行

著者	中永士師明
発行人	吉田幹治
発行所	有限会社 源草社
	東京都千代田区神田神保町1-19 ベラージュおとわ2F
	TEL：03-5282-3540　FAX：03-5282-3541
	URL：http://gensosha.net/　e-mail：info@gensosha.net

デザイン	岩田菜穂子
印刷	株式会社カシヨ

乱丁・落丁本はお取り替えいたします。

© Hajime Nakae, 2019 Printed in Japan　ISBN978-4-907892-21-0　C3047

|JCOPY|　<(社)出版者著作権管理機構　委託出版物>

本書の無断複写は著作権法上での例外を除き禁じられています。複写される場合は、そのつど事前に、(社)出版者著作権管理機構（電話 03-3513-6969、FAX 03-3513-6979、e-mail:info@jcopy.or.jp）の許諾を得てください。